Desterros

Natalia Timerman

Desterros

Histórias de um hospital-prisão

apresentação
Juliana Borges

todavia

Ao meu filho, Benjamín
Meu começo

Apresentação, por Juliana Borges 11
Prefácio a esta edição 19

Lá longe no antes 23
O lado de dentro do fora 28
A urgência e o nada 35
As pessoas e suas histórias 38
Preparativos 41
Mais para dentro 43
Caipirinha 48
Como esburacar alguém 51
Cem anos de sentença, trinta de ausência 55
Mais para dentro [ou como se houvesse algum lugar a se chegar] 56
Partida sem chegada 60
Despir-se de si 64
Ferida aberta 67
Malandragem, funças e parcerias 69
Escutar vozes 73
Sobre o horror [ou primeira tentativa de responder aos que me perguntam por que gosto de trabalhar na prisão] 74
A vida se divide em duas 76
O encontro da violência com a loucura 78

Perseguição 81
Três gerações 83
Mudanças 84
Tu é bandido 86
Um homem 87
Por acidente 91
As alas das mulheres 92
Donamingo está só, Donamingo não está só 96
Só 97
Intimidade, ou a falta dela 98
A paixão segundo Gustavo e Heitor 102
A salvação 103
Sem intimidade, mas sem comunidade 104
Violência 107
O mistério 108
O corpo 109
O horror e a história que o ultrapassa [ou uma segunda tentativa de responder aos que me perguntam por que gosto de trabalhar na prisão] 110
Retalhos 114
Jeitos de nascer 115
Ali também se sorri 117
Há fins que não são tristes; não é o caso deste 120

Insistência 121
Insistência II 124
A memória impossível 125
De flor no cabelo 130
Quase livres 132
Dois é muito mais que um 133
Homens 135
Pelo que não se agradece 137
Hospital-prisão, prisão-hospital 138
Donamingo, Natalia 142
Homem rico 145
Pensar como forma de suportar [ou de como convenço a mim mesma de que gosto de trabalhar no hospital penitenciário] 146
A doença que poderia salvar 149
Recorrências 151
O novo 153
Depois 159
A nova casa 161
Fim 165
Epílogo 167

Posfácio a esta edição 169

Apresentação

Juliana Borges

Há livros que nos contam histórias e outros que vão além, nos obrigando a encarar verdades incômodas. *Desterros* é um deles. É um testemunho que articula literatura e documento de forma inquietante. Natalia Timerman nos conduz em narrativas de dor, abandono, sobrevivência e reinvenções em que a palavra tenta resgatar para nós, aqui "da rua", que no sistema prisional estão pessoas, e não números. É um livro sobre trajetórias interrompidas, corpos submetidos a um regime minucioso de controle, que esvazia a individualidade e sufoca qualquer possibilidade de futuro. Como dizemos no movimento social: aqueles que não são assassinados, são aprisionados. Os que não são aprisionados, são precarizados.

A punição se estende muito além da sentença, se infiltrando no cotidiano de pessoas com marcadores sociais de diferença um tanto específicos e bem delimitados: negras, pobres, indígenas, ciganas, imigrantes do Sul global, jovens e corpas dissidentes. A solidão as acompanha no cárcere como um carrasco. O hospital penitenciário, em tese espaço de cura, revela-se uma extensão da punição, onde a burocracia insensível reforça a lógica do castigo.

Quando Natalia nomeia, ainda que com pseudônimos, e dá voz às histórias que o sistema e a sociedade tentam apagar e esquecer, somos confrontados pelo texto com a urgência de olhar para essas vidas com a dignidade que lhes é constantemente negada. Cada narrativa nos lembra que, por trás dos processos burocráticos e das sentenças frias, há existências marcadas por desigualdades estruturais, abandono e ciclos de violência que começaram muito antes do aprisionamento. Não se trata, contudo, de relevar atos violentos ou ignorar os danos causados a outrem, mas de reconhecer que a punição pura e simples, moldada por um desejo de vingança disfarçado de justiça, não dá conta das dimensões de cura necessárias quando conflitos acontecem na sociedade. A prisão não repara, não restaura e, muitas vezes, amplia as feridas que deveriam ser sanadas. O que nos leva (ou deveria nos levar) à reflexão de que a justiça que se pretende transformadora precisa ir além do encarceramento, questionando as razões que levam alguém ao aprisionamento e oferecendo caminhos que permitam a reconstrução da vida, ao invés de perpetuar a lógica da exclusão e do esquecimento.

A leitura do livro se metamorfoseia em jornada pelos corredores do hospital penitenciário. A descrição é tão vívida que imaginamos o ambiente, buscamos chegar o mais próximo que a verossimilhança nos permite para sentir o que é narrado: ecos de portões e cadeados, salas e biombos, o "seguro" e os cheiros que se amalgamam e criam-se únicos. A leitura para aquelas e aqueles que já estiveram ou visitaram o cárcere é uma experiência sensitiva e angustiante, mas também de reencontros e reconfigurações — a mente humana em imaginação sempre busca lirismo, ainda que no assombro.

Cada ruído metálico, cada chave girando na fechadura reforça a materialidade do controle absoluto e da clausura. Entre o silenciamento sistêmico, uma narrativa nos acompanha de ponta a ponta: a de Donamingo. Nome escolhido por ela, sua história não se sobrepõe às demais, mas se entrelaça a elas, como um fio condutor sobre as condições do encarceramento feminino — tão invisibilizado — e suas variadas opressões. É como se Donamingo, ainda que com uma história singular, pudesse ser espelho de inúmeras mulheres que compartilham trajetórias marcadas por desigualdade, violência, negação de acesso aos direitos básicos e, muitas vezes, pela criminalização de suas estratégias de sobrevivência. Não há romantização na narrativa, ainda que haja poética, mas, há, sim, luz lançada sobre mulheres que são muito mais do que as sentenças que carregam. Mulheres que não são apenas detentas, mas, segundo dados oficiais produzidos em relatórios da Secretaria Nacional de Políticas Penais do Ministério da Justiça, arrimos de família. Mães que foram obrigadas a deixar seus filhos, ainda que em grande maioria tenham cometido crimes sem violência. Mulheres que continuam exercendo, mesmo que dentro do cárcere, a responsabilidade de cuidar e prover. A evidência incontornável do livro é a de que o sistema penal não apenas pune, mas destrói as redes de afeto e de sustentação, que já são frágeis e precárias, e a de que a prisão aprofunda e perpetua ciclos de miséria e abandono.

Um exemplo para ser ressaltado é o do transporte dos detentos e detentas da penitenciária ou prisão até o hospital, chamado pelos presos de "bonde". O traslado, que deveria ser o caminho para o direito à saúde, se converte em um castigo adicional, um mecanismo de tortura, em que os corpos são transportados com escassa ventilação, arremessados em cada curva nas estradas e avenidas. A experiência do "bonde" ilustra com precisão o que rege o sistema prisional, já chamado até pela mais alta corte do país de "um estado inconstitucional de coisas": o sofrimento como parte essencial da vida. Se a pena privativa de liberdade deveria representar uma forma de responsabilização, como justificar que cada etapa da experiência prisional seja um instrumento de tortura? Diferentemente do senso comum, o sistema prisional não apenas aprisiona corpos, e sim naturaliza a exclusão e a violência como respostas automáticas a conflitos sociais.

O que, afinal, significa "punir"? O sociólogo Nils Christie* aponta que o crime, longe de ser algo objetivo, é uma construção social, moldada por interesses que definem quem deve ser punido e de que forma. A própria noção de justiça em nossas sociedades é seletiva. E isso se comprova facilmente quando verificamos as quantidades de substâncias como maconha, cocaína e crack com pessoas negras que foram enquadradas como traficantes em comparação às com pessoas brancas. Segundo dados de uma pesquisa realizada pela Agência Pública em 2017 e divulgada em 2019, "entre os réus brancos foram apreendidos, na média, 85 gramas de maconha, 27 gramas de cocaína e 10,1 gramas de crack. Quando o réu é negro, a medida é inferior nas três substâncias: 65 gramas de maconha, 22 gramas de cocaína e 9,5 gramas de crack".**

O encarceramento é direcionado a grupos historicamente marginalizados e organizados sob uma hierarquia que é baseada na racialização, transmutando-se em uma forma de abandono social organizada pelo Estado. As prisões são reconfigurações da segregação e, mais do que isso, funcionam como instrumentos de contenção e extermínio da população considerada excedente, ou, como aponta Achille Mbembe, daqueles que devem morrer.***

Nesse sentido, propostas de reforma não se traduzem em eficácia, porque a real função das prisões nunca foi a redução da criminalidade, mas a perpetuação de um regime de controle social. A punição não opera para reparar danos ou restaurar relações sociais rompidas, mas para sustentar e retroalimentar

---

* Nils Christie, *Uma razoável quantidade de crime*. Trad. de André Nascimento. Rio de Janeiro: Revan, 2019. ** Thiago Domenici e Iuri Barcelos, "Negros são mais condenados por tráfico e com menos drogas em São Paulo". Agência Pública, 6 maio 2019. Disponível em: <apublica.org/2019/05/negros--sao-mais-condenados-por-trafico-e-com-menos-drogas-em-sao-paulo/>.
*** Achille Mbembe, *Necropolítica*. Trad. de Renata Santini. São Paulo: n-1 Edições, 2018.

uma lógica punitivista que criminaliza a pobreza e reforça hierarquias raciais, de gênero e sociais. Nessa dinâmica e papel, o hospital se torna a extensão da instituição total, como desenvolvido por Erving Goffman,* com o seguimento de regras rígidas, processos disciplinares e proibições sem explicações e que contradizem as pesquisas sobre processos terapêuticos os quais deveriam colaborar para a melhora dos pacientes. A burocracia se expande e não é apenas um mecanismo de funcionamento do sistema, mas um instrumento de desumanização: documentos, fichas e prontuários passam a importar mais do que as vidas que eles representam, e as dificuldades de obter documentação para visitas desconsideram aquelas pessoas como doentes que precisam de atenção e cuidado para a sua recuperação e as transformam em presenças incômodas, como riscos a serem contidos.

Na série *O jogo que mudou a história*, a personagem de Babu Santana diz que a "prisão é neurose". Neste livro, Timerman chega a afirmar o caráter psicotizante do sistema prisional. Uma ferramenta que não apenas aprisiona corpos, mas desestrutura mentes, dissolve identidades e esfacela noções de tempo, de reconhecimento e pertencimento. A experiência prisional esgarça os limites da sanidade: a repetição mecânica dos dias, a imprevisibilidade violenta das regras, o enclausuramento em espaços insalubres e superlotados. O tempo, nesse contexto, não flui; se esfacela. O reconhecimento próprio e alheio se perde, a identidade se fragiliza, e o pertencimento se torna uma ideia distante. O sistema penal se apresenta como resposta organizada à violência, mas se revela um agente produtor e reprodutor dela.

Apesar da aridez, *Desterros* também se constitui como um esforço de humanização pela palavra. No cárcere, o silêncio é

---

* Erving Goffman, *Manicômios, prisões e conventos*. Trad. de Dante Moreira Leite. São Paulo: Perspectiva, 1961.

uma imposição e a subjetividade é reprimida. Sendo assim, o ato de nomear, de narrar e reconhecer histórias se torna fundamental. Onde a fala é reprimida, a palavra dimensiona e desafia a lógica punitiva, restituindo a humanidade. Isso não significa que exista, no livro, qualquer compromisso com a invisibilidade do terror que pode permear muitos em instituições totais. Natalia nos lembra que onde há linguagem, há sujeito, há pessoa. Ao transformar vivências em memória escrita, este livro rompe com silenciamentos, resgatando vida em palavra, e teima em não permitir que o sistema enterre a dignidade dos que ali estão.

Esse esforço ressoa com as reflexões acumuladas pelo abolicionismo penal. Nomear, narrar e reconhecer são atos políticos questionadores das bases que sustentam o sistema penal. A escrita e a palavra forjam-se como ferramentas de visibilidade e desenterro. Reconhecer a humanidade de quem está cumprindo pena não significa apagar violências, mas romper com a punição como único caminho possível. O livro provoca a reflexão para além da cela e da sentença: o que seria justiça se não fosse apenas retribuição? É possível retribuir? Se não, que formas de responsabilização poderiam surgir, em vez de castigo e se resolvêssemos buscar formas reais de reconciliação, quando possível e desejado? Os conflitos foram sequestrados pelo Estado e transformados em números de processos, o que não tornou mais possível a nós, enquanto comunidade, lidar com as nossas próprias fraturas de maneira justa e restabelecedora de laços.

A prisão falha em restaurar e amplia a violência. O abandono social não apenas pune indivíduos na prisão, mas corrói comunidades inteiras, grupos sociais inteiros. Prisão é espelho, reflexo de políticas de exclusão. O sistema perpetua precarização em vez de oferecer reparação. Este livro, portanto, nos ilumina com as perguntas certas.

Se precisamos restaurar laços, não será dentro das prisões. Mas na reconstrução de laços rompidos, no fortalecimento das redes de cuidado, na escuta ativa e na promoção de direitos. Um sistema prisional como esse alcança todos nós, ainda que não tenhamos dívidas com a justiça. Desumaniza os impactados diretamente — desde presos e seus familiares, passando pelos policiais penais e diretores de presídios até municípios inteiros, que dependem da economia do cárcere com a construção, expansão e interiorização de presídios — mas desumaniza também a nós, os "da rua", que acham que nada têm a ver com os presídios quando eles são, na verdade, a prova contundente da nossa falência humana. *Desterros* nos lembra disso: é preciso que saiamos dos escombros para que possamos nos rever, redirecionar a rota e restituir e dignificar a vida.

Prefácio a esta edição

Desterros: Histórias de um hospital-prisão foi minha primeira grande incursão na escrita. Para ser mais exata, foi o desdobramento de um primeiro texto, o do mestrado em psicologia clínica na Universidade de São Paulo, no qual ingressei em 2012 e cuja dissertação apresentei em 2014.

Meu projeto inicial pretendia investigar a abordagem fenomenológica no transtorno de personalidade borderline, conjugando dois temas pelos quais me interesso até hoje, a fenomenologia existencial e a personalidade borderline. Porém, comecei a trabalhar no Centro Hospitalar do Sistema Penitenciário, o CHSP, quase ao mesmo tempo que entrei no mestrado, e meus interesses acabaram sendo direcionados para aquele trabalho, para aquele lugar que me interpelava e que eu não cansava de não compreender. Meu projeto de mestrado foi, então, modificado por inteiro.

Eu queria escrever havia anos, mas não sabia como, não sabia o quê — queria escrever desde que me entendo por gente: ainda criança, os adultos ao meu redor perguntavam o que eu seria quando crescesse, e respondia "escritora", sem titubear. Foram inúmeros cadernos, inícios de contos e romances abandonados, projetos nunca empreendidos até o fim, inclusive um blogue sobre assuntos maternos ainda hoje escondido na internet — pois achava que minha vida de psiquiatra era incompatível com a exposição própria da vida de escritora, fosse qual fosse o teor da escrita. Eu me debatia, sucumbia às tardes em que o desencaixe entre mim e mim mesma me inundava de angústia, embora na teoria estivesse tudo bem: a faculdade, depois a residência médica, em seguida a prática clínica como psiquiatra. Contudo, algo estava fora do lugar.

Foi então que entrei no mestrado, intuindo que a obrigação formal poderia me impor pela primeira vez a escrita, pois eu precisaria abrir espaço nos dias para me dedicar a isso. E assim comecei a escrever — as tardes agora repletas, o tempo enfim aberto, o tempo da escrita. Era uma escrita acadêmica, mas o maior elogio que a banca poderia ter feito ao meu trabalho foi, na voz de Dulce Mara Critelli, atestar que se tratava de uma escrita literária. Foram poucas tardes, é verdade: eu escrevia rápido, ferozmente rápido, como se estivesse por fim diante da fartura de algo que eu procurava havia muito tempo. Até hoje escrevo um absurdo de rápido, como que arrancando às goladas um texto de mim, ainda me fartando a cada vez que me encontro diante da escrita.

Pois foi este livro, que agora chega à sua terceira edição, a primeira pela Todavia, que me ensinou como ser escritora. Que me permitiu descobrir que eu já era escritora, e de que modo isso se dava, e como eu procedia ao escrever. Que conciliou as duas de mim: a psiquiatra e aquela que desejava escrever, e então finalmente escrevia. Eu resistia à profissão que escolhera pois entendia que ela me afastava da escrita, mas foi ela, a medicina — a psiquiatria —, que afinal de contas me levou ao que eu mais queria.

Trabalhei no CHSP de 2012 a 2020, e optei por sair de lá apenas porque, ao ingressar no doutorado em literatura, mantendo um consultório e com dois filhos, seria um acúmulo de atividades difícil de distribuir pelos sete dias da semana. A cena do meu último dia no hospital e os sonhos nos meses e até anos subsequentes talvez consigam traduzir o impasse da decisão: cheguei ao carro (pela última vez estacionado no pátio) chorando, e demorei a conseguir me acalmar para dar a partida. Os sonhos com o CHSP foram recorrentes até bem pouco tempo atrás, e sinalizam que fui profundamente transformada: o hospital era reformado, ou sofria uma inundação, ou eu ainda trabalhava lá, ou encontrava alguém de lá que me dava notícias, ou eu me descrevia para alguém como psiquiatra do hospital-prisão (e de alguma maneira nunca deixarei de sê-lo).

É a cada pessoa cuja história faz parte deste livro, a cada pessoa presa que me confiou a narrativa da sua vida, que eu devo esta reedição. Pois além (e antes) de me possibilitar escrever, *Desterros* permitiu que essas histórias fossem contadas, que fossem salvas do esquecimento.

Tive noção da grandeza disso — o salvar-se do esquecimento, a um só tempo ínfimo e gigante — quando li um trecho do livro diante de uma plateia, num evento sobre literatura do qual participei em novembro de 2024. Era a história de Marcelo, um dos primeiros pacientes que atendi no CHSP, morto de câncer em 2012. Doze anos depois, ele era palavra, e permanecerá sendo enquanto estas páginas continuarem a ser abertas e lidas em voz alta ou em silêncio. Marcelo, Georgina, Alex e tantos outros, e principalmente Donamingo, a mulher que escolheu aqui se chamar assim, e decidiu que seu filho neste livro se chamaria Zaki. A todos eles agradeço mais uma vez.

Lá longe no antes

Donamingo* nunca saíra de Angola. Até mesmo de Luanda havia saído poucas vezes, por causa de alguma tragédia ou em ocasiões muito especiais, como o casamento de um parente ou o nascimento de outro. Ia, então, aboletada na caçamba de uma caminhonete, vendo a poeira se levantar na estrada que ficava para trás. Quando chegava à cidadezinha onde seria o enterro ou a comemoração, sua roupa estava da cor da terra. "Aqui eu não tenho esse problema", ela me diz ao ajeitar o vestido preto, curto e limpo.

Seus pais se separaram cedo e foram viver outras vidas, deixando a dela e a dos três irmãos aos cuidados da avó, de quem Donamingo leva o nome e a voz.

Moravam todos apertados numa casa espremida entre muitas outras numa favela em Luanda. Donamingo não entendia como ali suas roupas também ficavam marrons no fim do dia, se a poeira não se levantava, se o chão era só lamacento. Mesmo que ela tomasse cuidado para não se sujar, os pés e as mãos terminavam encardidos, as unhas e as roupas cheias de terra, como se tivesse acabado de descer da caçamba da caminhonete, vinda da estrada.

Donamingo e os irmãos pouco frequentaram a escola. Logo que começaram a fazer contas, a avó Donamingo decidiu que

---

* Os nomes de todos os pacientes que aparecem neste livro são fictícios. [Esta e as demais notas de rodapé são da autora.]

já era o bastante e pôs as crianças para ajudar na renda da casa. Ela fritava bolinhos de arroz e os distribuía entre os netos, que saíam para vendê-los na rua. A neta Donamingo era a que vendia mais rápido, então a avó dizia que ela teria muita sorte e se casaria com um homem rico. Donamingo se gabava, certa do destino anunciado pela avó, e adquiria, mais que o dinheiro das vendas, a certeza de que sorte e dinheiro eram uma coisa só.

Moravam na casa, além das Donamingos e dos três irmãos, o avô, uma tia-avó e uma tia. Ela era a segunda neta, portanto a segunda a escolher onde se deitar nos dois colchões dispostos no chão, um ao lado do outro. Os adultos dormiam no quarto; as crianças, na sala, e desde cedo Donamingo aprendeu a ter o sono leve, despertando ao ouvir os passos da tia que chegava em casa de madrugada. Sobressaltava-se ao escutar a porta se abrindo e fechando, pois parecia, por um instante a cada noite, o anúncio da chegada da sua mãe. A esperança assustada foi minguando até que deixou de existir, pois quando Donamingo completou doze anos a mãe morreu. Restou o sobressalto. Morreu do quê?, eu pergunto. Morreu doente.

No escuro da casa, Donamingo cantava em silêncio as canções de que se lembrava na voz da mãe até conseguir voltar a dormir. Demorava tanto que, noite após noite, repassava todo o repertório que conhecia em sua língua materna, que dividia seu pensamento e sua fala com um português muito diferente do que conheço. Sua mãe se chamava Marina Antonio e, apesar do nome branco, era dela que vinha a cor negra de Donamingo, e também negras eram as canções que mais para a frente eu teria a oportunidade de escutar.

Não tardou muito para que a avó Donamingo percebesse que a sorte da neta poderia ser melhor aproveitada. Comprou roupas coloridas e lhe mostrou quanto cada uma das peças iria custar. A neta Donamingo saiu e voltou com tudo vendido algumas horas depois. A avó acariciou sua cabeça: "Quando eu ficar doente, você vai me lavar; quando faltar minha roupa, você vai comprar. Você tem meu nome". As Donamingos sorriram. A avó saiu com o dinheiro que a neta acabara de ganhar e voltou trazendo cigarro, roupa e sapato. Donamingo me exibe a felicidade rememorada no buraco do dente da frente que falta na sua boca.

Na mesma época em que começou a vender as roupas em praças, expostas no chão, Donamingo engravidou. Pensou que permanecendo ali, parada, tudo ficaria bem, porque vender carregando a barriga seria muito difícil. Nem teve tempo de desmontar o otimismo quando precisou sair correndo pela primeira vez, carregando a barriga e todas as roupas, para fugir da chegada repentina da polícia. "Em Luanda é proibido vender na rua", ela me explica. "Muitas vezes eu tive que pegar tudo e correr, muitas vezes pegaram todas as roupas que eu tinha." Pergunto o que mais é proibido lá, além de vender coisas na rua. "As drogas são proibidas, igual aqui. Prostituição, não. Nem aborto."

Nasceu uma menina branca. Donamingo, que iria criá-la sem o pai, decidiu lhe dar o nome de Muxima, um nome negro, para que pelo menos ali a cor da pele da mãe, metade sua, se fizesse presente. Os outros da casa ajudavam com os cuidados da criança, quando Donamingo não a levava junto para as vendas.

Ela busca com os olhos a memória, tentando refazer, diante de mim, o percurso intransponível que a separa de Muxima. Seu semblante se contrai ao me contar da filha. No entanto, quando lhe pergunto, ela me confessa uma tristeza alheia a ela mesma, diferente da que eu percebo; entre a que deixa aparecer e a verdadeira, mais profunda, uma camada de conformidade com a qual limpa a boca, respingada de café com leite, entre uma palavra e outra. "Eu estendia um pano no chão, colocava as roupas em cima, arrumava pra vender, como as pessoas fazem aqui pra vender na rua", diz. "A Muxima ficava no meu colo, ou andando em volta de mim enquanto eu vendia." Quando chegou a idade, a filha começou a ir para a escola, que ainda frequenta. Ela faz as contas e me diz que Muxima está com catorze anos. Donamingo tem 32, dois a menos que eu.

"Eu gostava muito de dançar nas festas", ela conta. "Tinha banda, todo mundo ia e dançava até de madrugada. Festas boas." Donamingo nunca provou nada além de bebida, e nem bebia muito. "Lá em Angola as drogas são pra quem tem dinheiro." Nunca tinha tido contato com nada daquilo, o dinheiro faltava para tantas outras coisas, mas mesmo assim havia festa.

Numa dessas noites, numa dessas festas, uma amiga a chamou para tirar fotos na rua, logo ali em frente. Ela foi. Naquela hora, estavam passando dois rapazes, um que ela conhecia, o outro, não. Ele ficou por perto, parado, olhando. Um homem alto e bonito, negro. Nas fotos da amiga, ela saiu olhando para outro lugar.

Quando era hora de os rapazes seguirem andando, o desconhecido se negou: permaneceu olhando para ela e disse que ficaria.

Seu nome era Guilen.

Trocaram mais olhares que palavras. Trocaram telefones. Poucos dias depois, voltaram a se ver. "Mas ele me abandonou agora", ela diz com raiva, única junção possível entre aquele começo de história e o final imprevisível que encena sozinha, diante de mim, num país tão distante de Angola. Muxima tinha quatro anos quando Donamingo e Guilen começaram a namorar.

Os irmãos se mudaram, a tia voltou para o interior, o avô morreu, a tia-avó morreu. "As pessoas morrem e ninguém sabe do quê", ela conta. "Muitas vezes é de aids. Morre alguém, a namorada continua viva, aí se casa de novo e de repente o próximo marido fica doente e morre também, mas todos dizem que é macumba. Melhor assim, porque aí tem o que fazer. Lá tem muita macumba. Porque médico, remédio, hospital, não tem."

A avó Donamingo morreu de velhice e deixou a casa para a neta. Era uma casa enorme para três, apesar do teto que não impedia a entrada da chuva. Mesmo a abundância de espaço, que na verdade talvez fosse apenas o tamanho apropriado, não tornava menos inteira a falta de tudo.

Donamingo chegou a interromper algumas gestações. "Era simples decidir: não tinha como sustentar mais ninguém", explica antes de tomar mais um gole de café. "Eu vendia roupa, o Guilen vendia celular, mas também era uma coisa incerta, a polícia várias vezes pegou os telefones dele. A gente nunca tinha paz, estava sempre tentando inventar alguma coisa pra ganhar dinheiro."

Donamingo tinha uma amiga que namorava um traficante. Amiga de uma amiga, ela se corrige. Soube que ele estava procurando alguém para trazer coisas do Brasil. Você sabia o que era?, pergunto. "Achei que era sapato. Eu ia ganhar 5 mil reais. Com esse dinheiro dava pra viver três anos lá em Luanda. Fiquei contente", ela diz, insistindo em alguma inocência inútil diante do desfecho da história. "Ele ia me dar o dinheiro na volta, quando eu entregasse as coisas."

Eu poderia pensar que, por fim, a sorte que a avó Donamingo anunciara recairia sobre a neta, se não tivesse à minha frente, viva, comendo pão com queijo e tomando café com leite, a prova contrária disso.

O lado de dentro do fora

O muro até que é baixo, mas parece maior por causa das grades e dos arames. As pichações de "100% funk vida loka", "Big Jhou M" e outras tantas impossíveis de ler dão de frente para um conjunto habitacional. Por dentro dele passa a ruela que liga a avenida Zaki Narchi, na zona norte de São Paulo, à esquina onde se ergue aquela construção, tão diferente das que a rodeiam.

Lá dentro, um mundo à parte.

Ao lado da entrada, pichado às pressas, meio torto, o yin-yang, um dos símbolos do Primeiro Comando da Capital, o PCC. Dentro do muro, no bairro do Carandiru, está o Centro Hospitalar do Sistema Penitenciário, ou CHSP. O único hospital para atender às demandas de saúde específicas dos presos de São Paulo. Eles vêm de todas as unidades prisionais espalhadas pelo estado quando precisam de atendimento clínico, cirúrgico ou psiquiátrico.

Desde as redondezas já se escutam as sirenes das ambulâncias e se veem os "bondes", ambos sempre escoltados, movendo-se rápidos como se carregassem uma carga perigosa. Os bondes: pequenos caminhões cuja parte traseira é completamente fechada, exceto por furinhos distribuídos no alto e destinados à entrada de ar. Servem para transportar um número de presos maior do que se imagina caber lá dentro, seja qual for o tipo de doença que os leva ao hospital, contagiosa ou não. Muitos são os relatos de gente que vomita no espaço apertado, escuro e quente. Muitos são os relatos de gente que vomita com nojo do cheiro que já estava lá, tornando-o ainda mais asqueroso. Muitos são os pedidos dos presos para que os atendimentos ambulatoriais sejam mais espaçados, ou para que não tenham mais de vir: eles às vezes vêm de muito longe, o que significa insuportáveis horas dentro do bonde (o tempo, por exemplo, de uma viagem de Ribeirão Preto a São Paulo, de quatro a cinco horas). Quando faz sol, o bonde esquenta tanto na espera da inclusão (o processo de entrada dos presos no hospital) que suas pequenas frestas deixam escapar gritos desesperados de quem sufoca lá dentro.

Certo dia, quando cheguei ao CHSP — de carro com ar-condicionado —, havia um bonde estacionado com a porta traseira aberta. Fazia muito calor, e deve ter sido por questão de sobrevivência dos presos abarrotados lá dentro que alguém permitiu que, durante a espera para entrar (que costuma ser bastante demorada, em razão da entrega de prontuários, da conferência de documentos, da revista minuciosa etc.), a porta ficasse aberta. Já tinham me contado, mas ao ver aquela quantidade de gente espremida contra a tela gradeada na parte traseira — se ela se abrisse, todos cairiam —, alguns sentados nos bancos laterais, muitos outros em pé, sustentando-se naquela própria massa de gente, precisei fechar os olhos por alguns segundos e engolir em seco.

Aquele bonde estava na parte da frente do estacionamento, sempre movimentada, logo depois que se atravessa o portão. Um trânsito frequente de viaturas de polícia, ambulâncias e bondes, dificultando a passagem dos carros, gerido por homens fardados e armados, antecipa peculiaridades do mundo em que a cada dia se adentra ao atravessar portões, revistas, detectores e grades.

Quem chega de carro precisa encontrar uma das concorridas vagas nos próximos dois pátios, disputadas pelas equipes de saúde, de administração e de segurança. No carro fica a bolsa, com carteira, telefone e tudo que não será usado nas horas de trabalho ou que não é permitido do lado de dentro das grades, como é o caso do celular. Para quem não vai de carro, há armários com cadeados logo na entrada para deixar os pertences proibidos.

Trabalho lá todas as terças, quintas e sextas-feiras. Para chegar até a primeira revista, dou a volta por fora, do estacionamento para a entrada, contornando os arames que se elevam quase tão alto quanto as árvores. Há árvores tanto por dentro quanto por fora dos arames, e se nenhum bonde está passando e de repente se faz silêncio, percebo que nelas há pássaros cantando. Canto normal de pássaro, de manhãs comuns. Um comum que ressalta as armas dos homens fardados que já posso ver numa torre de segurança, mais altos que as árvores e os pássaros, garantindo o fechado daquilo, garantindo que o fora é fora e que o dentro é dentro, vigiando, guardando quem não pode sair, como histórias que tivessem de permanecer caladas, abafadas pelas portas todas.

Pela pequena abertura retangular na porta de ferro, a primeira de todas, sou vista por alguém que a abrirá para mim. Esta função, a de abrir a porta, quase nunca me cabe ou me é permitida. Uma funcionária me faz a revista inicial, diante de um sorriso e de um bom-dia. Tão comuns quanto o canto dos pássaros. Peito, cintura, bolsos, pernas. Toda vez.

Quando fui conhecer o CHSP para começar a trabalhar ali, entreguei o documento que confirmava que eu era a mesma que constava no papel de autorização de entrada e, apreensiva, passei por cada um dos procedimentos de segurança com a certeza de que não me acostumaria. Ainda não sabia que algumas peças de roupa "apitavam" nos detectores de metais, muito mais sensíveis que aqueles pelos quais eu já havia passado nos aeroportos: botão de calça, brincos, grampos, arame de sutiã. Tampouco sabia que a bolsa que carrega diariamente jaleco, caneta, prancheta, carimbo precisa ser transparente, mesmo que vá atravessar o raio X. Tudo que entra deve ser controlado.

Ignorava também o significado de "instituição total",* embora estivesse prestes a entrar numa delas: aquela em que se faz, todos os dias, todas as atividades de uma vida, junto com muitas outras pessoas cuja companhia não se escolheu, e cuja rotina é determinada, de modo prévio e com rigidez, por um sistema de regras, e não pelas vontades de cada um. Tampouco sabia que um lugar assim, cujo caráter fechado era simbolizado por muros, grades, portões, arames e trancas, transforma profundamente quem vive ou até mesmo quem trabalha lá. É impossível entrar e sair da prisão sem ser marcado.

O CHSP quase nunca é o primeiro destino de quem entra no sistema penitenciário, e talvez por isso a inclusão não costuma ser tão marcante quanto a que acontece nas unidades prisionais em geral. Para o hospital, quase sempre vão os presos que já estão num CDP (Centro de Detenção Provisória, muito menos provisório do que deveria ser) ou numa penitenciária, e adoecem. Todos eles já sabem, ou deveriam saber, as regras da prisão; precisam apenas, se ficarem internados, entender as rotinas do hospital, que serão sobrepostas àquelas. Há poucos casos de gente que vem direto de um hospital "da rua", como são qualificadas todas as coisas que não pertencem ao mundo prisional. São aqueles cujos delito e afecção aconteceram no mesmo instante; ao mesmo tempo criminosos e vítimas, ao sobreviverem testemunham, com o corpo e a fala, a violência de acidentes de carro ou tiros da polícia que

---

* O sociólogo e antropólogo canadense Erving Goffman define em *Manicômios, prisões e conventos* o que é uma instituição total.

disparam um pretenso julgamento informal, feroz e, apesar de equivocado, muito mais ágil que os trâmites legais comuns. Esse julgamento, na maioria das vezes, pressupõe: você está errado e deve ser punido, com a vida, com parte do seu corpo ou com seus movimentos. Como se vingança e justiça fossem a mesma coisa.

Para os pacientes que vêm direto do hospital da rua, onde ficam até terem condições clínicas de transferência, e onde — eles contam — são tratados com desprezo pela equipe, alvo de olhares e comentários, sempre vigiados por algum policial, o CHSP é o primeiro contato com todo um complexo conjunto de regras explícitas ou implícitas ao qual inevitavelmente terão de se sujeitar. Às vezes, o mero fato de estar entre iguais — pessoas também condenadas por crimes — já é um alívio para quem ficou algemado à cama do hospital, mesmo que não pudesse andar por estar paraplégico. Punhos enfim livres para um corpo que permanecerá preso.

O trajeto de chegada ao CHSP das equipes de saúde, segurança, manutenção e administração é bem mais tranquilo que o dos presos. Não temos de passar pela inclusão, e a entrada é sempre, no fim do dia, contraposta pela saída.

Uma marca amarela no chão me indica o caminho pelo pátio que separa o edifício da primeira revista até o do hospital propriamente dito. Ali, outra passagem pelo detector de metais, onde, como no anterior, no horário de entrada se forma uma fila de gente que precisa tirar sapatos, grampos e relógios, enquanto dois seguranças, em geral um homem e uma mulher, nos assistem do outro lado de um balcão. Bom dia e sorrisos.

Depois do corredor do setor administrativo, atravesso uma sala que dá para o primeiro dos muitos outros portões de grade de ferro, sempre trancado e vigiado por um agente de segurança penitenciário, conhecido como ASP. O corredor seguinte, de onde se ramificam outros, se não fosse o ecoar do portão de ferro que acaba de ser trancado logo atrás de mim, poderia dar a impressão de que vou entrar apenas num hospital comum, com seu cheiro característico e seus personagens habituais transitando de branco ou de avental. Mas a visão do próximo portão, das suas grades, logo que cessa o eco metálico do anterior, faz com que eu não me iluda, assim como a visão de cada portão que vai se seguir, antes e depois dos corredores, na entrada de cada ala e de cada cela. Tantas portas para se chegar a uma pessoa.

Antes do grande corredor nos extremos do qual estão as alas, atravesso ainda outro em que são realizados os atendimentos de psicologia, terapia ocupacional, fisioterapia e fonoaudiologia, quando os presos internados têm condições clínicas de se locomover até ali (e quando a segurança permite). Guardando-o está sempre uma ASP, Ruth. Sempre lá, de segunda a sexta. É ela quem cuida da chegada dos pacientes ao corredor, indica a sala em que devem entrar, chama o profissional que solicitou o atendimento e, de tempos em tempos, caminha devagar, olhando para dentro das salas, que não devem estar de portas fechadas, mesmo — e principalmente — durante os atendimentos. É também Ruth quem apressa o paciente para que não se detenha a observar ou falar com as pessoas da equipe ou com outros presos depois que sua consulta terminou.

Os horários de atendimento no corredor são divididos: antes das dez da manhã são atendidas as mulheres; depois, os homens. Sempre separados: homens e mulheres não devem se encontrar. Certo dia, uma moça com o filho no colo, presa na ala das puérperas,* soube da morte do pai do seu filho. Seria

---

* A ala das puérperas existiu no CHSP até 2014, quando ficou pronta uma ala específica para mães e bebês na Penitenciária Feminina da Capital, PFC. Até então, por um acordo entre a Secretaria de Administração Penitenciária e a Secretaria de Saúde de São Paulo, as mulheres com filhos recém-nascidos ficavam albergadas no CHSP.

uma história comum de se escutar na prisão, não fosse o fato de que ele morreu a poucos metros de onde ela estava, na unidade de cuidados semi-intensivos. Sem que um soubesse da proximidade do outro.

A urgência e o nada

Era necessário realizar um exame. Sob sedação: ele não podia de maneira alguma compreender que precisaria ficar quieto, parado, dentro de um tubo barulhento.

"Quero ir pra casa", repetia sem parar, intercalando apenas com o pedido monossilábico de pão, incapaz de compreender o que eram aquelas grades que o impediam de ir para onde quisesse se seu corpo tão mirrado permitisse. Incapaz de saber sequer onde era sua casa.

As horas de jejum ultrapassaram, além da sua capacidade de compreensão, a de tolerância. Inquieto, caminhava a passos curtos, que percorriam, ida e volta, pequenas distâncias em que cabia todo o seu universo esfomeado. "Vamos passear?", eu lhe propus, já perto da ambulância que nos levaria a outro hospital.

"Quero ir pra casa."

Seus passos curtos o levaram, sob ordens que ele só podia compreender através daqueles mesmos passos, a uma sala em que foi trancado por alguns instantes na companhia de um agente de segurança que o revistaria. Que significado poderiam ter, para ele, aquelas mãos invasivas apalpando seu corpo na busca fracassada de algo que pudesse oferecer perigo?

"Vamos?", eu lhe disse, evitando olhar para a luva descartada pelo agente de segurança num lixo comum.

Sem nenhuma resistência, ele rumou os passos curtos para dentro da ambulância. Conforme lhe solicitaram, deitou na maca. A expressão do seu rosto não mudou quando foi algemado a ela. Apenas quando a primeira porta, de ferro vazado, foi fechada, levantou a cabeça, tentando olhar para fora, assustado.

Para sair do CHSP, era necessário confirmar que ele era ele mesmo. No entanto, ele não era ele mesmo, ou pelo menos não era capaz de comprovar. Não conseguia dizer o nome da mãe. Com esforço, disse que seu sobrenome era Da Silva. Condescendente, o agente de segurança da porta do hospital nos deixou sair.

O motorista, armado e com colete à prova de balas, eu e a auxiliar de enfermagem sentados na frente. Ele, de sobrenome Da Silva, sem nada poder entender, algemado atrás.

A sirene foi ligada. O carro de escolta, com outros três agentes de segurança armados, nos seguia velozmente pelas ruas de São Paulo. Os carros abriam passagem para aquela terrível emergência: alguém que não pode dizer o próprio nome e que por conta justamente de uma possível demência está indo fazer um exame de rotina em outro hospital. O grande perigo, pensei, era que batêssemos o carro e morrêssemos todos ali.

A ambulância e a escolta seguiam, andando na contramão, furando farol vermelho, tirando fina de quem estivesse por perto, anunciando um perigo que não há e que por isso se instaura sob a forma do absurdo, da desproporção, com a sirene gritando enquanto o suposto motivo de tudo isso continuava deitado, algemado à maca, no escuro, com medo.

Chegamos ao outro hospital. Da Silva foi sedado sem nenhuma oposição, mostrando-nos apenas seu olhar assustado. Foi enfiado no aparelho de ressonância magnética e lá permaneceu enquanto durou o exame. Foi retirado da sala, ficou em observação enquanto se recuperava da sedação e despertou como se o desconhecimento dos instantes prévios lhe fosse algo habitual.

Era.

De novo sem resistência, voltou para dentro da ambulância e se deixou algemar, deitado na maca. A sirene foi ligada e a escolta com três homens armados nos seguiu pelo caminho de volta, abrindo espaço por entre os carros, furando faróis vermelhos, fazendo os pneus cantarem nas curvas, tirando fina dos carros.

Alguns dias depois, chegou o resultado do exame. Aquela pessoa que só conseguia pedir pão tinha uma cratera no cérebro, e não havia nada a se fazer quanto a isso.

As pessoas e suas histórias

Quando comecei a trabalhar como psiquiatra no CHSP, Alexandre já estava no meio do seu fim. Ele foi uma das primeiras pessoas com quem tive contato; presenciou meu olhar receoso do início, meus gestos contidos, o medo que eles denunciavam. Medo de que minha ingenuidade no trato com o mundo penitenciário aparecesse, e certamente aparecia; medo de que percebessem que eu não falava a língua da malandragem; medo de que as pessoas que eu iria atender, os presos internados, pudessem me fazer algum mal. Porque nos primeiros dias de trabalho ressoava tudo que eu havia escutado das pessoas que, como eu, não sabiam minimamente o que seria trabalhar dentro da prisão, e que se assustavam com um pouco do meu medo quando lhes contava o que começaria a fazer. Não sabiam o que seria passar pela "revista" para entrar, atravessar todo dia o detector de metais, escutar o barulho das grades, sentir cheiro de hospital misturado com o que eu agora passava a conhecer como cheiro de prisão. Não sabiam, como eu também não sabia, o que era a obrigatoriedade de atender de portas abertas os presos, sempre vestidos de calça bege e camiseta branca, sempre andando lentos, com os braços sempre para trás, a cabeça sempre baixa, o olhar sempre mirando o chão. Assim como eu, não sabiam que, diante de tudo isso, existe o risco de nos esquecermos de que quem está por trás daqueles gestos todos, obrigatoriamente mais contidos que os meus, são pessoas. Como eu.

Amenizado o receio inicial de que eu pudesse ser agredida fisicamente, ser desrespeitada sexualmente, ter minha vida dentro ou fora dali ameaçada, compreendo agora, passados quatro anos,* que vivi naquele começo um certo encantamento com a prisão, por mais absurdo que isso soe.

Poucos momentos de conversa com Alexandre foram suficientes para que eu percebesse que meus preconceitos não condiziam com aquela gente que podia me contar sua história. Pela maneira como ele me oferecia a sua, ávida de escuta, prenhe de possibilidades de compreensão, viva, dolorosa e bela, Alexandre me fez enxergar que as histórias das pessoas presas ultrapassam a noção equivocada e corrente de que todos ali são bandidos sem sentimentos, de que o lugar deles deve ser mesmo aquele. A maneira como ele oferecia sua história me possibilitou enxergar que um encadeamento único de fatos o levou, e leva cada um deles, a estar ali. Estar preso era como a confluência de decisões, acasos e destinações muito específicos, e por isso um momento que, sob certo aspecto, lá no início me pareceu privilegiado: a possibilidade de reviver a própria história ao compor uma narrativa possível da própria vida (ainda que me custasse muito e eu soubesse que era absurdo caracterizar como privilegiado, em qualquer aspecto, o fato de se estar preso). Quando o fato tão óbvio e tão esquecido de que aquela gente tinha história própria deixou de me surpreender, o encantamento inicial com a prisão, que agora entendo como um completo despropósito, sumiu. Não era com a prisão que eu me encantava, mas com o fato de encontrar pessoas onde nunca soube que existissem.

Alexandre, doente, revivia sua vida através dos novos sentidos que aquele contar lhe possibilitava. Um dos acontecimentos que recorrentemente trazia era a morte do pai: ele já estava

---

* Trabalhei durante oito anos no CHSP. Este livro foi escrito ao longo do quarto ano.

preso quando o pai morreu. Tomou conhecimento por notícias esparsas: cartas, visitas, um ou outro recado. Ele falava daquela morte, ocorrida havia anos, com dor muito mais pungente que a de estar cotidianamente distante do seu mundo. Aquela situação fez com que eu levantasse uma suspeita: existem, dentro da prisão, muitas formas de se estar preso.

Percebi, escutando Alexandre, que o encarceramento podia ser mais difícil pelo fato de se estar longe dos grandes acontecimentos das pessoas queridas (seu nascimento e sua morte) do que pela restrição do cotidiano.

Alexandre me falava do câncer do pai, aproximando assim sua história da dele; e a emoção ao reviver a dor de não ter estado próximo quando o pai morreu parecia ser a primeira, se não a única, possibilidade de culpa, como se aquela dor fosse a conexão entre os acontecimentos da sua vida e aquele momento, entre o encadeamento dos fatos que levaram ao seu crime e sua verdadeira pena. O mesmo brilho doloroso eu via nos olhos dos que tinham sido pais enquanto estavam presos, e semelhante à dor de até então não conhecer os filhos era a dor, irremediável, de não os ter visto surgir.

Alexandre morreu sozinho, de câncer, como seu pai, poucas semanas depois de eu ter começado a trabalhar no CHSP, no leito da unidade semi-intensiva do hospital. Não tive tempo de saber dos seus planos, e ele muito menos de realizá-los.

Preparativos

Seria simples: Donamingo viajaria ao Brasil e traria de volta uma mala com sapatos. Sua convicção ao me contar era tanta que fiquei na dúvida se ela queria convencer a mim ou a si mesma.

Não poderia haver problema algum: deram dinheiro para seu passaporte e para roupas novas, e ela ficou tão feliz que não perguntou o que parecia não se encaixar nas explicações. A calça e a blusa novas eram um desejo realizado, e nos dias que antecederam sua partida não estranhou a sorte que, afinal, já havia sido anunciada pela avó. Estava apenas cumprindo seu destino.

Na época, Muxima tinha doze anos. Era uma menina saudável, continuava na escola — um avanço com relação à geração anterior —, e Donamingo não saberia nem como inventar futuros melhores e lembranças mais fáceis para a filha. Como a mãe, tinha o corpo forte e rijo, cada músculo sempre retesado. O rosto aberto era do pai, que vira poucas vezes, mas de quem carregava também a cor branca. Durante a viagem da mãe, Muxima ficaria com Guilen na casa que fora da avó Donamingo e agora pertencia à neta.

Seria só uma semana.

Guilen chegou a questionar sua ida. Não seria melhor que ele fosse? Donamingo achou que ele estava com inveja da sua sorte, que queria o dinheiro para ele, e ficou brava só de pensar na possibilidade de devolver as roupas que acabara de ganhar. Além do mais, era ela quem sempre vendia primeiro todos os bolinhos de arroz da avó. Ela é quem era boa nisso. Ela é quem deveria ir.

Os dias que antecederam a partida foram alegres.

Despediam-se da miséria a cada instante, pensando, diante de todas as coisas que faltavam, que a penúria muito em breve estaria resolvida. Ela caminhava pelas ruas lamacentas da vizinhança sonhando com dias mais fáceis, em que não chovesse dentro de casa e em que pudesse comprar o que tivesse vontade. Seus sonhos não conseguiam imaginar muito mais.

Sentada diante de mim, na lanchonete de uma galeria no centro de São Paulo, Donamingo rememora seus últimos dias em Luanda tentando emprestar a eles a tristeza que lhes caberia se soubesse o que estava por vir.

Não consegue.

É capaz, no máximo, de se surpreender com a ingenuidade de quem não temia nada, e a alegria que relembra é o avesso opaco da tristeza atual, uma sem acesso à outra. Dois mundos incomunicáveis, feitos de passado e futuro que não se encontram. No entanto ela estava ali, à minha frente, personificação do impossível.

Seu telefone toca, ela me pede licença, fala coisas incompreensíveis e desliga. "Era minha amiga", explica, "perguntando se dava de comer ao Zaki." Sim, havia o Zaki. Ele, sim, a junção entre aqueles dois mundos, concebido naquele e nascido neste. Impensável, porém, quando Donamingo entrou no avião para a viagem que seria muito mais longa do que ela poderia supor.

Mais para dentro

A partir do corredor que vem depois das salas de prescrição médica, a impressão de estar num hospital comum não me visita mais. É um corredor mais amplo que todos os anteriores, em cujas extremidades ficam as alas, de A a D, demarcado numa das laterais com uma faixa amarela que define o estreito espaço por onde os presos podem andar. Por ele, transitam homens e mulheres (uns ou outros, dependendo do horário) vestidos de camiseta branca e calça bege, cor proibida no vestuário de quem trabalha lá, para que não se confundam os que permanecem e os que entram e saem todo dia. Cada peça de roupa é marcada com a sigla do hospital. Nos pés, chinelos — no CHSP, é o único calçado que os pacientes podem usar, quer o tempo esteja frio ou quente. Os homens, sempre de cabelo cortado e barba feita. Mãos para trás e cabeça baixa, homens ou mulheres. Quando levantam o olhar ou soltam as mãos, não demora a vir um pedido pouco amigável de algum ASP, sempre à espreita, para que a postura de preso seja reassumida.

Lembro-me do incômodo nos primeiros meses de trabalho quando escutava um ASP chamar a atenção de um preso. Eu me encolhia junto, abaixava a cabeça, constrangida pelo preso, pelo ASP, por mim. Hoje, passados quatro anos, preciso me esforçar para rememorar algum episódio recente da fala dura e ameaçadora mandando o homem de uniforme pôr os braços para trás. Será que a segurança está menos rígida?, me pergunto, tentando, mais que ser otimista, me salvar. Não.

Em vez de a segurança ter abrandado, os quatro anos é que me endureceram. Deixei de escutar as repreensões como absurdas. Tornei-me, também, parte do absurdo.

Postura cabisbaixa, passos lentos, mãos juntas atrás do corpo: uma das inúmeras maneiras de não se esquecer onde se está: um lugar onde as regras devem ser seguidas. Um lugar — aprende-se com o tempo — em que algumas regras devem sempre ser seguidas e outras também, mas nem todas sempre são. Um lugar que existe não em prol dos que lá estão, mas em prol dos que lá não se encontram, já que a prisão serviria para proteger a sociedade de quem supostamente poderia lhe oferecer perigo. A prisão: um lugar destinado a abrigar pessoas, cuja intenção principal, porém, não é seu bem-estar. Ao contrário do hospital, cuja razão de ser é justamente o bem-estar. Um desencontro de premissas na mesma instituição que passa longe de ser apenas teórico. Alguém que esteja em uma crise psicótica, por exemplo, fora da realidade, e entra num quadro de agitação provavelmente será interpretado pela segurança como alguém que está desafiando sua autoridade e provavelmente será tratado como tal, e não como alguém que está doente e precisa de cuidados psiquiátricos.

Além do corpo, a fala também precisa respeitar determinado jeito exigido pela autoridade formal da prisão e que fere o modo natural, individual, como cada um se expressa. Entre os presos, uma linguagem comum, tampouco pessoal: gírias que não correspondem à maneira que cada um tem de falar. E, se o fazem, é porque a maneira que deveria ser pessoal há tempos não existe, se é que chegou a se configurar. Os presos tratam os ASPs (e também a equipe médica) com uma deferência forçada, perto de incômoda: murmuram senhor a todo tempo e têm de pedir humildemente pelas coisas mais simples, como um isqueiro. Os ASPs tratam os presos com expressões que variam entre diferentes formas de reafirmação de autoridade ou, na melhor das hipóteses, um respeito frio.

Mesmo os presos que estão ali apenas para atendimento ambulatorial e devem ir embora no mesmo dia (o que nem sempre acontece, pois a chamada remoção depende da disponibilidade do bonde da unidade de origem e da escolta) sabem das regras do corpo, da fala e da obrigação de muitas vezes pedir para que até suas necessidades mais básicas sejam atendidas. Esses, de estadia transitória, se distinguem dos pacientes internados por se vestirem totalmente de amarelo, cada peça de roupa sempre marcada com a sigla do hospital.

Por baixo das vestes, muitas tatuagens, estas sim impossíveis de serem arrancadas junto com os pertences de quem entra no sistema carcerário. Grandes, pequenas, coloridas, guardam significados específicos que fazem parte de um código, uma linguagem que quem é preso pela primeira vez precisa logo começar a aprender. Algumas feitas na rua, outras de improviso na prisão, com caneta e agulha; algumas desejadas, outras impostas pelos demais presos para avisar simbolicamente ao mundo da cadeia de que tipo de crime seu dono foi autor. Nomes, rostos, times de futebol, armas, santos, símbolos de status no crime: tantas histórias escondidas debaixo das roupas.

Na parte central do corredor em cujas extremidades ficam as alas está a unidade de tratamento semi-intensivo, ou simplesmente semi. Lá, ficam os pacientes mais debilitados, muitos incapazes até de falar, vestindo apenas fralda, deixando à mostra tatuagens tão contrastantes com seu estado atual, desenhos de outros tempos, murchos, cobrindo a fragilidade caquética de corpos que definham.

Toda uma aura de medo ronda aquele recinto em que se veem frequentemente pessoas jovens e esqueléticas, desmembradas, intubadas, inconscientes, mas também os que estarão ali apenas por poucas horas ou dias se recuperando de alguma cirurgia. Gemidos lançados num ar putrefato, com cheiro de pus, fezes, suor e morte — como costumam ser as unidades de cuidados intensivos de qualquer hospital. Há pavor na voz dos presos que imploram para não serem transferidos para aquele setor: todos que vão para lá morrem, eles argumentam. Como se a culpa por morrer fosse do lugar, e não do corpo — na semi, tão visível na sua fragilidade, ainda que tantas vezes jovem.

Além do medo, a semi é considerada um lugar ruim de se estar porque ali não é permitido fumar nem há "visita íntima". Em todas as outras alas, sim. A visita íntima, momento de intimidade sexual do interno com quem vem visitá-lo, não está estabelecida pelas regras institucionais porque o CHSP é um hospital, mas é algo dado pelas regras tácitas de quem vive na prisão.

Ao lado da semi fica o centro cirúrgico do hospital, para cirurgias pequenas e médias (aquelas com menor probabilidade de perda de sangue, em geral menos complexas). Do lado oposto, um pouco à frente, está o corredor do ambulatório, com seu respectivo "seguro" adiante.* Seguro é o lugar destinado aos presos pertencentes a uma facção criminosa diferente da que está no comando — no caso do CHSP e da maioria dos estabelecimentos penais do estado de São Paulo, a facção dominante é o PCC. É destinado também àqueles cujo crime é inadmissível dentro das regras do próprio crime — por exemplo, estupro. Para sua própria proteção, esses presos necessitam estar resguardados dos demais.

---

* O seguro do ambulatório foi desativado na reformulação e reforma das alas do CHSP, no fim de 2015; depois disso, todos os pacientes do "seguro" passaram a ficar na ala A, a única que recebe pacientes de todas as especialidades, cirúrgicas ou clínicas, mas exclusivamente "seguros".

O seguro do ambulatório é dos piores lugares em que já estive. Quando é inevitável entrar, sinto um bafo quente, como se ali houvesse outra atmosfera, de ar pesado, excessivamente respirado, sufocante. Um cheiro desgastado, de fumaça velha, suor, água parada. É um recinto sem janela; a única abertura são as grades onde se amontoam os presos que olham para fora, respirando o ar externo enquanto seguem com a vista qualquer um que passe pelo corredor. Lá dentro, cerca de quinze leitos, dispostos um ao lado do outro, em que geralmente estão, para minha terrível surpresa, deitados com toda tranquilidade os homens ameaçados pelo PCC. Sempre que saio de lá, o ar do corredor parece leve e fresco.

Ao entrar no corredor do ambulatório, passo por pequenos espaços gradeados conhecidos como "gaiolas", que costumam abrigar por manhãs e tardes inteiras uma quantidade enorme de homens trajando amarelo, aguardando a vez de serem atendidos. Amontoam-se nas grades, esses homens, na tentativa de ver a pequena televisão localizada no alto, alguns metros à frente. Todos usando máscaras simples para diminuir a possibilidade de transmissão de tuberculose.

Logo que comecei a trabalhar no CHSP, passava ao lado da gaiola do ambulatório, dava bom-dia, escutava os mais variados pedidos e sempre que possível os atendia. Doutora! A senhora me arranja um cigarro? Tô com dor de cabeça! Chama a assistente social? Com o tempo, deixei de olhar para o lado para tentar fingir não perceber aqueles trinta pares de olhos, e não sei se eles deixaram de me pedir todas aquelas coisas ou se fui eu quem deixou de escutá-los.

Caipirinha

"Aqui entra droga, você sabe, né, doutora? Na prisão tem muito mais que na rua. Tem maconha, cocaína, LSD, ecstasy", escuto do outro lado, já sem me surpreender depois que isso me foi revelado tantas vezes em tom de confidência. Crack não há, pelo menos nas prisões em que predomina o PCC, que é contra a droga. "Acaba com uma pessoa, doutora."

"Farinha" é como se conhece cocaína; "pedra" é o crack; "bala", o ecstasy; "doce", o ácido. Gírias que ganham mundo junto com as substâncias nomeadas por elas. Hoje e em todas as épocas da humanidade.

Álcool, há apenas aquele que os presos conseguem fazer com a fermentação de restos de alimento, a maria louca. E álcool 70%, usado em procedimentos de enfermagem, para desinfecção.

Certo dia, um paciente com epilepsia controlada teve uma convulsão. Acabou confessando ao médico que, daquela vez, a convulsão tinha acontecido depois que ele tomou uma caipirinha. Caipirinha? "É, doutor. O Eliandro [um paciente paraplégico que também estava na enfermaria] preparou com o suco do almoço e o álcool que a enfermeira passa na gente antes de dar injeção."

Certa vez, fui chamada por uma enfermeira para avaliar um paciente que estava planejando se matar. Ele amarrou o lençol no teto, tirou a gilete do barbeador e pegou álcool do posto de enfermagem, ela me conta, apreensiva. Quem é o paciente?, pergunto. O Jonas. O Jonas? Estranhei: eu o tinha visto aquela semana mesmo, era um paciente que eu já acompanhava e conhecia bem. Ele estava havia meses no hospital, sendo submetido a um longo tratamento para hepatite C.

Entrei na ala. Fui até a cela de Jonas, quase irritada com ele, por ter fingido que estava bem, e comigo mesma, por não ter desconfiado de nada. Encontrei a porta aberta, já havia passado das dez.

— Oi, dra. Natalia.

— Jonas, me conta uma coisa. Tá tudo bem?

— Tá sim, ué. Fiquei no castigo essa semana, mas foi por um problema aqui na ala com um preso, aí veio a segurança e eu já tava nervoso. Mas agora tô de boa.

Enquanto conversamos, olho em volta, procurando na cela indícios de que aquele homem estivesse pensando em suicídio. Não encontro: os recortes de revista na parede deixam o ambiente até alegre. Fotos da família, desenhos, letras diferentes cuidadosamente modeladas formando a palavra J-O-N-A-S; todos os vários itens de higiene muito bem organizados, a cela limpa, a cama arrumada, nada fora do lugar.

— Jonas, é verdade que você amarrou um lençol no teto?

— Amarrei sim, doutora. Um, não: dois, olha aqui. Pra fazer exercício.

Ele estica dois lençóis que estavam enrolados acima da porta, formando dois ganchos, e me mostra como usa aquilo para fortalecer os braços. Reparo nos seus braços: estão mesmo fortes.

— E gilete, Jonas? Cadê sua gilete? Você tirou a navalha do plástico?

— Ah, doutora, eu não tenho tesoura, né? Como é que eu vou fazer pra recortar isso tudo, as letras pequenas, tudo certinho?

Ele aponta para as paredes; não preciso analisar muito, eu já tinha reparado na minúcia daqueles recortes.

— E álcool, Jonas? Você pegou álcool da enfermagem?

— Ah, peguei sim, doutora. O álcool eu tomei.

Penso no seu fígado deteriorado, no longo tratamento para hepatite C, no custo do seu remédio e do seu tempo de internação. Tudo engolido com álcool 70%.

Disse ao Jonas que o álcool prejudicava muito seu tratamento, mesmo sabendo que não era uma informação nova, mesmo sabendo que de nada iria adiantar.

Impotência: uma sensação frequente no CHSP. Às vezes, diante dos pacientes; às vezes, da segurança; outras, do destino. A terrível impotência diante do "é assim que as coisas são".

Como esburacar alguém

Com quase trinta anos, preso desde os dezoito e com pouco tempo de pena ainda por cumprir, já planeja os assassinatos que cometerá ao sair. Tomás considera insultos, cobranças e desentendimentos motivos suficientes para acabar com a vida de quem julga culpado por qualquer sentimento que ele não consiga sentir. E são quase todos. Para Tomás, sentir é como um tiro de arma que não penetra, mas bate e volta na direção de quem o despertou. Ele me conta seus crimes com tanto prazer e detalhamento que é como se considerasse das duas opções, uma: ou que eu tampouco pudesse sentir, ou que ao menos pudesse sentir por ele.

Crente em Deus, tenta se mostrar como um homem bom — ou como acredita que eu acredite ser um homem bom. "Estudei até a quinta e parei porque precisava trabalhar, ajudar minha mãe a cuidar dos meus três irmãos", diz. "Aos dezesseis, saí de casa porque não queria trazer perigo pra minha família; fui morar com uns amigos numa favela, minha mãe descobriu que eu estava traficando e tinha matado uma pessoa."

Quantas pessoas você matou?, não consigo deixar de perguntar, meu corpo endurecido, o coração diminuído. "Umas seis." Quase orgulhoso diante da minha estupefação. Da minha dor diante dele. "Fora os da prisão, né? Aqui você sabe que se mata gente. Eu, por exemplo, sei fazer faca com a madeira dessa mesa, bomba com o oxigênio da inalação..."

Sentenciado por homicídio, quando estava no regime semiaberto "caiu no 57" (ele me informa o número "abreviado" de 157, artigo do Código Penal para roubo): voltou para o regime fechado. Diz que assassinou na mesma época um membro do júri popular que ele acredita ter votado por sua condenação, mas, por esse fato, não recebeu sentença. "Ninguém viu", explica. "Eu sinto ódio e sou muito vingativo." Você se arrepende? "Pelas famílias, sim. Mas eles fizeram por merecer. Antes o sofrimento da mãe deles que o da minha."

Tomás está no seguro por ser de uma facção rival do PCC. "Estar no seguro é muito pior que estar preso", avalia. Fora do hospital, ele cumpre pena numa unidade prisional em que predomina a facção a que pertence. "Aqui nem sol tem. O dia todo trancado, sem distração. Escutando história de gente que estuprou criança. Não é pra dar vontade de matar?" (Emudeço.) "Mas eu ajudo! Eu dou água, ajudo até a pessoa que fez essa coisa horrível." (Eu também. E encolho.)

Tomás está internado por uma infecção que lhe acometeu a medula e que o impede de andar, ainda não se sabe se provisória ou definitivamente. O que me revolve fabrica pensamentos vingativos: que não ande nunca mais, minha raiva diz. No entanto, eu lhe pergunto, engolindo em seco, se está dormindo bem à noite e como se sente com o fato de precisar da cadeira de rodas. Pergunta que salta, com terrível esforço, o buraco que o homem à minha frente cavou em mim. "Eu já fui um ser humano, mas hoje não sou mais. Não tive pai, cresci na favela, vida sofrida."

Quantas pessoas não tiveram pai, cresceram na favela e não matam? (Inutilmente pergunto.) "Eu me sinto mal quando faço o mal, mas sou tomado pela fúria", continua Tomás, sem que nenhuma contração de músculos do seu rosto ou nenhuma mudança de brilho do olhar indiquem qualquer sentimento. Se você vai esperar sair daqui para fazer o mal, é fúria? Você não acha que pode haver outros jeitos de resolver as coisas? (Inutilmente pergunto.) Ele rebate me perguntando se eu não acho que o que tal pessoa lhe fez fere sua honra a ponto de ele ter que matar. Não. Não. Não. Não. (Inutilmente respondo.) "A fúria de um detento oprimido é bem pior que a de um louco", diz, impassível, frase que se solta de uma pedra. E as palavras que digo parecem bater e voltar, assim como os sentimentos que ele não abriga. Percebo que estou irritada, triste, vazia. Tudo que ele fala me parece oco. Falta sempre o outro.

Ao longo dos atendimentos, Tomás diz que vai "criando confiança" em mim, o que me soa estranho e falso. Fala com raiva da psicóloga que, acertadamente, não viu demanda para seus atendimentos. "Eu precisava desabafar", ele reclama. E explica: "Quando eu pego ódio, é ódio, mas quando eu confio, confio". Ele me pede que ponha seu nome verdadeiro no trabalho que explico que farei.* Diz que colocará também o meu no livro que vai escrever, *Minha vida, vida minha* — a primeira, aquela que sobreviveu depois de tudo que passou, e a segunda, a que cada um tem.

Do outro lado da mesa, sinto vontade de sair correndo, de encerrar os atendimentos também, de ir embora dali e nunca mais voltar, de chorar a dor que não existe. Sinto medo — o que, com exceção dos meus primeiros dias de trabalho no CHSP, aconteceu poucas vezes.

O que é liberdade, Tomás? Ele responde, depois de pensar um pouco: "É o livre-arbítrio de fazer o que você quiser. Se você faz o mal, colhe o mal. Se faz o bem, colhe o bem. Deus vai pôr na balança se o resultado final do que eu fiz é bom ou mau".

E a prisão? O que você acha da prisão? "Na prisão eu aprendi a ter paciência para esperar a hora certa de fazer as coisas. Um assalto tem que ter um momento certo. E a vingança, como

---

* Essa conversa com Tomás foi anotada por mim e utilizada em minha pesquisa para a dissertação de mestrado *A liberdade segundo sua privação: Impossibilidades do homem num hospital penitenciário*, realizada entre 2012 e 2014 no Departamento de Psicologia Clínica da Universidade de São Paulo.

é aquele ditado?", ele me pergunta. (Fico quieta.) A vingança se come fria.

Ao sair, ele se desculpa por alguma coisa.

Poucas semanas depois, Tomás recebeu alta do CHSP, ainda na cadeira de rodas, mas conseguindo dar alguns passos com andador. Aguarda, na penitenciária onde não precisa estar no seguro, que o tempo da sua sentença chegue ao fim, o que não tardará.

Cem anos de sentença, trinta de ausência

José é um dos pacientes que está recebendo o longo tratamento para hepatite C no CHSP.

Bem mais longa é sua sentença: cem anos é mais do que a imaginação consegue abarcar. "Mas caiu pra 75, doutora."

Preso por dois latrocínios, alguns assaltos e furtos, ele não se entende com o PCC e por isso está no seguro. Lá é rei: é ele quem manda e desmanda naquele corredor.

Comecei a acompanhá-lo porque ele tinha dificuldade para dormir e outros sintomas de depressão. Logo melhorou e retomou seu jeito durão, um pouco frio de ser, mas nem tanto.

Um dia ele me disse, os olhos quase transbordando, que sua irmã iria visitá-lo. Há quanto tempo você não a vê, José?

— Trinta anos.

E eu, achando que longo era seu tratamento para hepatite.

Mais para dentro [ou como se houvesse algum lugar a se chegar]

Nos extremos do grande corredor para onde convergem todos os portões e todas as grades, guardados sempre por uns três ou quatro ASPs (homens à direita e mulheres à esquerda — também os ASPs se dividem em gênero, conforme os internos que devem vigiar), ficam as alas onde estão as celas e enfermarias.

A entrada para visita médica só é permitida depois das oito, e a visita deve ser sempre acompanhada por um ASP.

Do portão já se avista um banco de concreto junto à parede, um dos poucos lugares em que é possível sentar. Em toda a parte do CHSP reservada aos presos quase não há cadeiras ou mesas, nem para as refeições, exceto por dois conjuntos de mesa acoplada a cinco bancos de cada lado, um na enfermaria de psiquiatria e outro na ala D, das puérperas. Há alguns poucos assentos para a inalação e as cadeiras de rodas, estas sim mais abundantes. Na enfermaria de psiquiatria a mesa é utilizada para as refeições quando a tranca está aberta, mas na ala D há muito mais puérperas do que dez bancos poderiam abrigar, e as refeições costumam ser feitas com a marmita no colo, cada uma sentada no seu leito, como no resto do CHSP.

Logo na entrada da ala há um pequeno pátio de muros altos, sujos e descascados, coberto por um teto de arame que permite a iluminação do sol. Tudo é branco, cinza ou bege, exceto as portas das celas, que são azul-escuras. Lembro-me de um paciente que guardava uma folhinha muito pequena, verde, que o vento trouxera pela janela da cela, no alto. Ele a conservava como um símbolo, a visita concentrada de tudo que não cabia ali. Recebera um grande presente, e o mostrava nas mãos como uma pérola.

Depois das dez horas se abrem as trancas e os pacientes podem sair das celas e transitar por ali, exceto os do seguro, que no mesmo horário são fechados para sua própria segurança.

Nas unidades prisionais do estado de São Paulo há várias facções criminosas. A maior e mais conhecida é o PCC, também chamado de "Partido", ou, cifrado pelas paredes da prisão, 16-3-3, cada número correspondente à ordem da respectiva letra no alfabeto. Em cada unidade costuma atuar uma facção, e quem já esteve detido na de uma não pode ficar na de outra. Atualmente há cinco ou seis facções criminosas, mas o PCC comanda a maioria das pessoas envolvidas com o crime.

A segunda maior facção é o Comando Revolucionário Brasileiro da Criminalidade (CRBC), também conhecido por "Romão", cujos membros são denominados pelo PCC de "coisas" ou "vermes". Como o CHSP é o único hospital, com frequência permanecem ali membros de facções rivais do PCC. Eles devem ficar no seguro, conforme preconiza a Secretaria de Administração Penitenciária do Estado de São Paulo (SAP), responsável pela tutela dos presos e por sua segurança dentro da prisão.

Para que seja feita a avaliação médica diária, o ASP que acompanha a visita, o qual se alterna de acordo com o plantão da segurança, abre cela por cela, pedindo aos presos que estão sem camiseta que as vistam. Às vezes os próprios presos se encarregam disso, gritando de outra cela através da pequena abertura retangular em cada porta: "Olha o respeito com a doutora!". Assim, acompanhada por um ASP e a enfermagem de plantão, passo, nos dias em que isso me cabe, de leito em leito, ou melhor, de cela em cela, para avaliar os pacientes internados pela psiquiatria. O quarto de enfermaria, maior, abriga uns dez pacientes, que em geral demandam mais atenção da enfermagem por causa dos seus problemas de saúde.

As enfermarias ficam sempre abertas; as celas têm hora para ser trancadas e destrancadas (ficam abertas das dez da manhã às cinco da tarde). Na porta de cada uma delas, um número pintado, que não varia conforme quem lá esteja, e um papel com a identificação do seu ocupante temporário — nome e número de matrícula, que é o registro do preso na SAP. Abaixo dele, uma abertura retangular de uns vinte por dez centímetros, através da qual sempre se pode ver a movimentação de quem está lá dentro. Alguns internos improvisam, nessas aberturas, cortinas de plástico, tecido ou papel — que, teoricamente, não são permitidas. A regra formal é a de que sempre devem poder ser abertas pelo lado de fora. É num pequeno parapeito nessas aberturas que as refeições são colocadas.

Cada cela, trancada no alto com um imenso cadeado, tem uma cama hospitalar ou de alvenaria, dependendo da ala. Os pacientes com dificuldade de locomoção, da fisiatria ou da semi, precisam da cama hospitalar com proteção lateral, que serve também de apoio para auxiliá-los a se levantar; os da psiquiatria necessitam dela para que possam ser contidos com faixas, se ficarem agitados. A maioria das camas hospitalares, que são de metal, se não todas, está torta e desfigurada. Não é raro os pacientes da psiquiatria preferirem colocar o fino colchão de espuma no chão. Não é raro tampouco os colchões serem rasgados por pacientes em crise de agitação, que os estraçalham e jogam os pedaços através da abertura da porta.

Além do leito, uma mureta baixa apenas o suficiente para esconder o vaso sanitário, uma janela alta o bastante para que através dela nada se possa ver, e uma pia. Já não há cheiro de hospital, mas de "arapiraca", o fumo de corda que os detentos costumam fumar, misturado com o de urina, o de suor e com outro cheiro, indescritível, que talvez seja simplesmente a mistura de todos, ou o cheiro do confinamento.

Nas paredes, alguns escritos ou desenhos; caixinhas de suco cortadas improvisando porta-coisas; fotos dos filhos, da mulher, da família; páginas inteiras de revistas escolhidas de modo aparentemente aleatório ou arrancadas de livros ou panfletos religiosos. Há celas todas decoradas, com desenhos a caneta de mulheres, armas ou símbolos; há outras arrumadas com esmero, xampu, sabonete e pasta alinhados. A quantidade e a variedade desses pertences e de cigarro indicam se o ocupante da cela tem poder dentro da hierarquia velada que se edifica dentro da prisão.* Quem tem poder é quem tem visita, que traz cigarro, moeda de troca para as coisas mais variadas, e alimentos (não no CHSP, onde receber comida é proibido para os pacientes). Quem não tem visita tem de se virar de outros jeitos, também os mais variados. Favores, serviços, empréstimo do próprio nome para delitos alheios, empréstimo do próprio corpo para prazeres alheios.

No CHSP, e imagino que em qualquer prisão, há, porém, quem não queira receber visita para não ser visto pelos familiares em situação tão precária. É o caso do sr. Alberto, caminhoneiro que, pouco depois de preso, sofreu um acidente vascular cerebral que o privou de andar e lhe dificultou a fala e a deglutição. Magro, restrito ao leito naquele lugar já tão restrito, ele preferia que a esposa não viesse.

Os desenhos que decoram as paredes em geral são feitos por ocupantes anteriores. Se no momento em que foram executados pretendiam tornar a cela um lugar mais próprio, pessoal, a permanência deles para os próximos internos, para quem aquelas figuras não têm nenhum significado, faz justamente o oposto: atesta que o espaço entre cada uma daquelas quatro paredes não é um espaço de pertencimento. Outras histórias, outras noites insones, outras duras solidões.

---

* Esta e outras observações foram inspiradas pela leitura de *Direito informal e criminalidade*, de Roberto Barbato Junior (Campinas: Millennium, 2007).

Partida sem chegada

Donamingo foi levada ao aeroporto pelo seu companheiro Guilen e a filha Muxima. O clima era de festa.

"Eu tinha sapato novo", insiste, lembrando-se dos pés apertados no calçado a caminho de viajar. Despediu-se deles sem tanta demora, sem a emoção dos adeuses definitivos: estava apenas ansiosa para entrar num avião pela primeira vez. Sentia-se merecedora da sorte vaticinada pela avó; cumpria os passos daquela trajetória com a certeza de que finalmente seu rico destino havia chegado. Seria simples: só precisaria trazer algumas coisas do Brasil para Angola e a vida estaria resolvida pelos próximos anos. Lembrava a si mesma que a felicidade estava ao alcance das mãos, com uma satisfação que lhe enchia o peito e que nunca chegara perto de conhecer.

"Eu dei tchau normal pra minha filha", ela diz, quase sem entender minha pergunta. "Pro Guilen também."

"Ele também estava sofrendo a falta de tudo, ia ser bom pra todo mundo." Enquanto a escuto, percebo-me lutando mentalmente contra o desfecho daquela história personificado diante de mim.

Noto meus pensamentos se revolvendo em esperanças, como num filme em que torcemos para que o herói se dê bem mesmo com o fim já anunciado. Giro em falso, dando de cara com a realidade instante a instante dentro daquela galeria no centro de São Paulo. Donamingo toma mais um gole de café para continuar a contar. Se ela tivesse conseguido voltar para Angola, tudo estaria bem.

No entanto, talvez Zaki não existisse.

Donamingo ficou enjoada no avião e vomitou, mas nem isso conseguiu estragar sua inédita alegria. Não pôde dormir um minuto, era muita novidade. O avião, o porvir, o depois. Fechava os olhos e imaginava o Brasil, imaginava a vida de volta, imaginava que o chão nunca mais seria tão lamacento. Apertava nas mãos o tempo todo o papel já amarrotado em que estavam escritas todas as orientações da sua viagem, como se seu futuro todo estivesse guardado naquelas linhas escritas a lápis.

Já tinham lhe dado dinheiro em reais para que pegasse um táxi assim que chegasse a São Paulo. Como durante todo o voo, quando o avião finalmente pousou, Donamingo olhou para os outros passageiros para descobrir como se portar. Sair do avião, fila da imigração, bagagem. Nunca estivera tão longe de casa; nem sequer chegara a pensar que o mundo podia ser tão diferente do que conhecia.

Sorriu de nervoso quando o funcionário da Polícia Federal a olhou. Passaporte carimbado. Entrou no Brasil.

Carregando a mala nova grande demais para o que levava, Donamingo seguiu pelo saguão do aeroporto, tentando acompanhar o ritmo apressado das pessoas em volta. Não era fácil, pois seu olhar era capturado por tudo que a rodeava. Luzes, lojas, pessoas de todas as cores. Escutava outra língua, embora fosse a mesma: o português que falavam no Brasil era muito diferente daquele do seu país, tão misturado com outras línguas. Teve dificuldade de se fazer entender pelo taxista que a levaria a um hotel no Brás. Hotel Vitória, ela se recorda com nitidez. "Fiquei uma semana lá. Não saí do hotel. Eu não sabia como passear. Mas, no tempo que fiquei no hotel, estava feliz."

No quarto dia depois da sua chegada, um angolano que ela nunca tinha visto a procurou. Ele trazia outra mala, a que ela levaria de volta a Luanda, cheia de sapatos. "Não sei quantos sapatos tinha lá. Achei alguns bonitos", diz, "mas nem mexi." Ela nunca estivera envolvida com assuntos ilegais, nem no Brasil nem em Angola.

No dia anterior ao que deveria ser sua partida, Donamingo acomodou seus poucos pertences na mala dos sapatos. Coube também a mala que trouxera. Pensou que o tempo havia passado rápido, que a comida do hotel era diferente da de Angola, e que ela não via a hora de ter nas mãos todo o dinheiro que ganharia. Já estava com saudade de Muxima e de Guilen, não falara com eles desde sua partida. Eles também deviam estar ansiosos.

Passados sete dias da sua chegada a São Paulo, sem ter saído do hotel uma vez sequer, Donamingo entrou no táxi que a levaria de volta ao aeroporto. Eu fantasiava que ela tivesse se decepcionado com o próprio medo, impedida por ele de conhecer qualquer coisa na cidade tão diferente da dela. Contudo, ela nem formulava isso como uma questão. Simplesmente não saíra porque não conhecia nada e não sabia como conhecer. Para ela, mesmo dentro do hotel, havia sido uma viagem.

Tentei, olhando aquela mulher sentada diante de mim, imaginá-la quieta, insegura, ainda que insistentemente feliz, como tantas vezes disse, nos dias próximos da sua chegada a São Paulo. Era difícil, depois de tê-la visto caminhando pelas ruas do centro da cidade. Como se sempre tivesse estado ali, cumprimentava pessoas, falava em sua língua materna com um angolano que passava, acenava para dizer a outra pessoa que mais tarde voltaria. A personagem da história que ela me contava e a que eu via diante de mim eram difíceis de conciliar.

No táxi a caminho do aeroporto, Donamingo olhava pela janela a cidade que não chegara a conhecer. Seu olhar parecia uma gota d'água percorrendo uma superfície impermeável, pairando sobre um mundo que não era o seu, despedindo-se de ter sido estrangeira sem praticamente ter estado em outro lugar. Queria voltar para casa, e foi com alívio que entregou sua mala à moça da companhia aérea no guichê do aeroporto de Guarulhos.

Despir-se de si

Padrões de comportamento; celas iguais ou com diferenças impessoais, deixadas pelos ocupantes anteriores; roupas puídas, que vestem qualquer um dos presos quando voltam da lavanderia; permissão para manter apenas alguns poucos pertences: a pessoa que entra precisa aparar suas peculiaridades, tudo que a identifica como si mesma, para uma longa estadia. Quanto mais longa, mais falta faz justamente aquilo de que se privou.

Uma manhã, o ASP que me acompanhava durante o atendimento de um paciente do seguro já trancava o portão quando reparou que Kaique, saído da cela onde havíamos acabado de conversar, tinha "estilizado" sua roupa: ele vestia, por cima da camiseta branca, o moletom bege do CHSP, mas rasgado na frente e sem as mangas, como se fosse um colete. Usava também um pedaço de clipe ou arame enferrujado enfiado no furo da orelha como um brinco. Na mesma hora, ríspido, agressivo, interpretando naqueles trajes uma ofensa pessoal, o ASP exigiu a entrega do colete e do brinco. Desproporcionalmente inconformado, com uma raiva que sobrava, resmungou xingamentos, controlou-se para não agredir Kaique e atirou os objetos estilizados no lixo — na prisão, destino de tudo que se aproxima de ser pessoal.

Em quase todos os estabelecimentos prisionais, o gosto por alimentos específicos até pode ser mantido, se o preso tem visita que possa levar o que é de sua preferência e passe na inspeção da entrada. Um gesto que não apenas satisfaz a vontade, mas significa que o interno é lembrado lá fora, cuidado, e que seus gostos — os seus — continuam respeitados. No CHSP, no entanto, não é permitida a entrada de alimentos diferentes dos oferecidos aos pacientes. Há quem precise de dieta especial, para diabetes, para pressão alta, por exemplo, e a proibição de comida de fora é um jeito de tentar fazer com que essas restrições sejam respeitadas, mesmo que todo mundo saiba que os pacientes troquem alimentos entre si e por outras coisas.

Para que alguém possa visitar quem está preso, nas tardes de quarta-feira e domingo, precisa estar incluído no seu rol individual de visitas. O rol do CHSP é o mesmo da unidade de origem e, se algum novo parente ou conhecido quer agora fazer uma visita a quem está internado, precisa apresentar o pedido na unidade de origem, o que nem sempre é fácil. Muitas vezes, o paciente vem do interior e estava numa unidade por lá, e fica difícil para a família vencer a distância e as dificuldades todas para visitá-lo. "Deixa eu ir embora, doutora, tô com saudade do meu pessoal", é comum escutar dos pacientes. A impossibilidade de cuidar dos já escassos pertences que ficam na unidade de origem é outro motivo de pressa para ir embora. Na volta para a "origem", os presos com frequência encontram seus produtos de higiene, os poucos objetos pessoais e até o colchão já sob posse de outros detentos: saiu, deixou, perdeu. A dificuldade em lidar com as regras do hospital e a falta do convívio com os companheiros da origem são outros motivos pelos quais alguns pacientes querem e pedem com insistência a alta, como se ela dependesse exclusivamente da vontade do médico e não da sua condição de saúde.

Por outras razões, vários preferem ficar: a superlotação das unidades prisionais de origem, o melhor tratamento que dizem receber no hospital ou a perseguição por parte de pessoas ou grupos específicos. Lembro-me de Abelardo, que havia sido internado pela clínica médica para compensar seu quadro de diabetes. Da enfermidade, já estava bom: poderia receber alta do hospital. Fui chamada para avaliá-lo, pois ele começou repentinamente a apresentar um comportamento estranho. Dizia que estava ouvindo vozes e falava coisas que não faziam sentido. Conversando com sua mulher, descobri que ele estava simulando tudo aquilo e confessara à esposa, que me revelou tudo com medo das consequências dos remédios psiquiátricos que eu poderia dar ao marido. Fui perguntar se havia algum motivo para ele não querer voltar para a origem. Abelardo, descoberto, me contou que, durante um dia de visita, se desentendeu com alguém e depois descobriu que o homem era do PCC, e temia pela sua vida quando regressasse para lá.

Essa é uma história que no CHSP se repete todos os dias. Houve quem aprendesse a simular alucinações e delírios porque lhe haviam dito que o CHSP era melhor que a origem e, no segundo dia de internação — talvez pela descoberta de que lá também não era nenhum paraíso —, desmentisse tudo para receber alta. Assim como há quem esconda sofrimentos para não "sujar a pasta", o medo de que conste nos arquivos processuais algum diagnóstico psiquiátrico que creem atrapalhar no julgamento. Não é à toa que ainda hoje o CHSP é conhecido entre os presos pelo seu nome anterior, COC ou Centro de Observação Criminológica, extinto em 2002, até quando serviu para avaliações periciais. A perícia médica é uma avaliação que tem por objetivo fornecer informações úteis ao julgamento de quem está preso e não cuidados com sua saúde, objetivo do CHSP, algo em que até hoje os pacientes custam a acreditar.

Há alguns que agradecem pelo fato de estarem presos porque, do contrário, dificilmente receberiam um tratamento adequado para seu problema de saúde. Vários dos que ficaram paraplégicos ou tetraplégicos sabem que não teriam acesso fácil à reabilitação, por exemplo.

Ferida aberta

Maurício estava internado no CHSP fazia meses por causa de uma úlcera na planta do pé. Uma cratera, que chegava a alguns centímetros de largura e profundidade. Para que se fechasse, ele precisaria manter o pé para cima, sem jamais apoiá-lo no chão, por semanas, até meses. No entanto, isso era difícil para alguém tão impaciente.

Durante sua longa internação, estabeleceu-se uma polarização dentro da equipe de saúde que o acompanhava. Alguns insistiam que ele era capaz de seguir as orientações e queriam que continuasse internado. Outros estavam certos de que não: era impossível, mesmo com vigilância constante da enfermagem, que Maurício mantivesse o pé para o alto. Reuniões de equipe eram realizadas e mais pareciam debates políticos inconciliáveis e desgastantes.

Ele jurava que seguiria as orientações. Instantes depois, era visto de pé. Um dia, reclamou de dor, e de que nada estava sendo feito para melhorar seu pé, e fui mais uma vez conversar com a ortopedista responsável por Maurício. Acabamos discutindo: ela dizia que ele tinha um problema de sensibilidade em todo o membro inferior, motivo pelo qual a própria úlcera havia se aberto, e então não era possível que doesse; eu a confrontei, acusando-a de supor que o paciente estivesse mentindo: como ela sabia que não doía, se a dor é pessoal?, inconformada, tomando eu as dores que acreditava que o paciente sentisse.

Até que um dia soube que, durante uma visita médica específica para decidir o que seria feito afinal de Maurício, no momento em que se pediu que ele tirasse a faixa enrolada no pé ulcerado, caiu de lá de dentro, do buraco, um plasticozinho. Dentro do plástico, que estava dentro da úlcera, dentro do pé de Maurício: maconha.

Malandragem, funças e parcerias

As gírias e os códigos da malandragem erguem outro muro para separar os de dentro da prisão e os de fora. Por meio da linguagem cifrada que se aprende ao entrar na cadeia, os presos requisitam a autoria de uma diferenciação que ultrapassa a mera condição de estarem presos — nós é que nos diferenciamos, por opção nossa, parecem dizer.

O código do crime se alastra também para as ruas, criando em quem é solto ou em quem ainda não foi preso um prolongamento do mundo a que foram confinados e que tomaram para si. Quem chega traz notícias; quem sai, leva. E, na prisão, a notícia que conta é a do crime. É como se as grades, retirando cada pessoa que é presa do mundo comum, fossem permeáveis somente a isso. Alguém que queira notícia de fora, é melhor que seja notícia do mundo do crime: é a que chega com mais facilidade. O crime é a verdadeira — a única — ligação entre o dentro e o fora.

Dentro do hospital, essa rede de notícias se torna ainda mais ágil: ali, os presos costumam estar apenas temporariamente e têm contato oportuno com presos de diversas outras unidades prisionais, voltando em seguida atualizados para sua origem. A ligação com o mundo "comum" se dá através das visitas, aos domingos e às quartas-feiras; de cartas, sempre abertas e lidas pela segurança antes de ser entregues (embora essa prática seja inconstitucional: segundo a lei brasileira, a correspondência é inviolável);* por meio de aparelhos individuais de rádio e de alguns aparelhos de televisão, além dos proibidos mas existentes telefones celulares.

Dentro das alas do hospital, mas também em qualquer prisão, diversas funções — como separar as roupas para lavanderia, distribuir as peças limpas e avisar os pacientes sobre seus atendimentos — são compartilhadas entre os presos. Há o "piloto" e o "disciplina", sempre pertencentes ao PCC, para quem todos os outros devem satisfação. O piloto, hierarquicamente superior, pode ter influência em toda a unidade prisional; o disciplina é responsável apenas pela sua ala.

Os presos costumam se ajudar. Um chama a enfermagem para o outro que não consegue porque está fraco ou sem voz, outro ajuda o que não se move a se levantar ou a se sentar, outros ainda auxiliam quem não consegue comer sozinho. Informações valiosas de anamnese, a entrevista médica que busca informações para o diagnóstico, são fornecidas pelo paciente que está ao lado de quem atendo na enfermaria: ele não está comendo, doutora, nem sai da cama, ou não está falando coisa

---

* De acordo com o artigo 5º, inciso XII da Constituição Federal, "é inviolável o sigilo da correspondência e das comunicações telegráficas, de dados e das comunicações telefônicas, salvo, no último caso, por ordem judicial, nas hipóteses e na forma que a lei estabelecer para fins de investigação criminal ou instrução processual penal". Ou seja, a Constituição admite apenas a restrição do sigilo telefônico mediante ordem judicial, não tolerando, de nenhuma forma, a violação de correspondência. Contudo, em todos os presídios do Brasil, a correspondência é violada (passa pela "censura", como dizem os presos).

Essa questão foi levada ao Supremo Tribunal Federal, que entendeu não haver inconstitucionalidade no fato de a unidade prisional abrir as cartas recebidas e enviadas pelos presos. Ainda que a Constituição garanta o sigilo da correspondência de forma irrestrita, a corte avaliou que haveria conflito entre o direito fundamental à inviolabilidade de correspondência e a segurança pública, flexibilizando a norma constitucional.

com coisa desde há não sei quantos dias, ou passa a noite agitado, ou troca o dia pela noite.

Antes das dez, os corredores ficam vazios e a comunicação se dá por meio de assovios, gritos ou barbantes atirados com um peso de uma a outra abertura da cela. Recomenda-se que a visita médica aconteça nesse período, quando a tranca ainda está fechada. As alas costumam estar vazias, só a enfermagem circulando, ou quem deixa a cela para ir ao banho. Um ou outro paciente tem o "privilégio" de sair para a inalação. O silêncio é cortado por um grito aqui ou ali, ou pelas batidas na porta de algum paciente pedindo um "bic" para acender seu arapiraca. Os cigarros, escassos, são valiosos e consumidos sempre até o final, deixando nos dedos de muitos as marcas marrons de repetidas queimaduras — a falta do cigarro dói mais que a brasa da bituca.

Depois que a tranca é aberta, o panorama é outro: rodinhas de conversa, descanso ao sol, presos tentando se exercitar no pequeno espaço do pátio, correndo em círculos. Os pacientes da psiquiatria podem ou não ser liberados para descer ao sol, dependendo do seu estado de agitação ou desorganização, ou do suposto risco de "arranjar confusão", ou da possibilidade de usar maconha ou cocaína — esta, bem mais rara no hospital, mas não nas prisões comuns.

Pedro, um paciente paraplégico, falando durante um atendimento sobre algumas dificuldades do dia a dia na prisão, queixava-se de não conseguir escrever. Seu leito ficava numa enfermaria ao lado de outros seis pacientes. Perguntei se a dificuldade se devia à falta de privacidade; ele respondeu que não: já estivera também em cela individual, e ali tampouco podia escrever. O silêncio era insuportável demais, tudo quieto. Quando passava lá fora algum carro com som alto o suficiente para ecoar, mesmo baixinho, dentro da ala, lembrava-se de casa. Lá, os barulhos eram familiares; na prisão, não. "Aqui não tem o momento de escrever, é uma tensão constante. Não dá pra parar, pensar, refletir, achar palavra difícil."

Na prisão, não se relaxa nem quando se dorme. Os impulsos e as ideias pouco frutificam, a não ser em violência; para muitos, a única sensação de realidade vem do medo.

Escutar vozes

Sônia, clínica geral do CHSP, foi atender Dimas, paciente da enfermaria do seguro. Preso por crime sexual, ele tem muita dificuldade em controlar seus desejos: quase todas as noites, para incômodo de todos os outros pacientes da enfermaria, masturba-se freneticamente. Os outros — Roberto, Arnaldo, Fernando, Luiz Carlos e Cássio, o "chefe" da enfermaria (sempre há um líder) — reclamam, gritam, mandam-no parar, sempre em vão.

Naquele dia, Dimas pareceu um pouco confuso. Na tentativa de investigar sintomas psicóticos, Sônia lhe pergunta se está sendo ameaçado, se escuta vozes. Sim, ele responde prontamente: escuto a voz do Cássio me ameaçando.

Não consegui conter o riso quando ela me contou, mesmo sabendo da suspeita de que Cássio tentou sufocar outro paciente que gritava à noite e o impedia de dormir. Na prisão, o medo sempre pode ser real.

Sobre o horror [ou primeira tentativa de responder aos que me perguntam por que gosto de trabalhar na prisão]

Se eu considerasse que todos os homens e mulheres presos são apenas criminosos, quase nada sobre eles poderia ser escrito. Não digo que boa parte deles não tenha cometido crimes, mas me parece que, na maioria dos casos, esse é um acontecimento da sua história, muito determinante, mas que não os exclui da comunidade das pessoas, como faz supor o estigma que recai sobre quem está ou já esteve preso — ainda que as histórias aqui trazidas, quando o crime que levou à prisão é assassinato, me custem tremendo esforço de "humanização", porque, quando se mata uma pessoa, se mata também algo do humano de quem assassinou.

Ao lado desse esforço de "humanização" há também o de simbolizar de maneira minimamente digerível fatos tão indigestos. Mas é preciso evitar emprestar poesia ou graça ao horror, se isso de alguma forma o ameniza ou o banaliza. Temo que estas linhas incorram nessa banalização e sei que dela se corre risco constante no CHSP. Houve um momento, num dia qualquer, em que me atingiram sem aviso a feiura, o absurdo, o horror que eu presenciava cotidianamente sem me assustar ou sequer perceber. Tive vontade de correr para qualquer outro lugar, de fugir da avassaladora pergunta do porquê de eu estar ali, e ainda mais: do porquê, àquela hora incompreensível, de eu na maioria das vezes *gostar* de estar ali. Abafei o turbilhão para continuar trabalhando, mas ele me deu notícia da dissociação diária que é preciso ter para se estar diante do horror sem senti-lo de forma paralisante.

Ainda que o horror também deslumbre: desloca a luz, atrai de forma desconcertante porque, desde todos os tempos, também é do humano. O humano se vê magnetizado pelo feio, pelo terrível, pelo trágico, e isso é o que nos atrai para as piores notícias, isso é o que nos impele a clicar nas chamadas sensacionalistas e dirigir mais devagar para olhar, de relance que seja, um acidente na rua. Há um encontro entre o terrível e o belo: ambos são inacessíveis, paralisantes e fulminantes. O terrível, além de se oferecer para ser visto, também nos fita e pergunta.*

A perplexidade em que me lança o olhar do terrível é algo que me esforço por manter, ao entender que a dificuldade em simbolizar o horror não é minha: pertence ao próprio horror. O indigesto deve permanecer indigesto.

No entanto, também é do humano tentar compreender o incompreensível.

---

* Günther Anders, em *Kafka: Pró e contra* (Trad. de Modesto Carone. São Paulo: Cosac Naify, 2007), escreve: "Mas no belo em que o terrível ainda ou outra vez está contido, essa suposta estrutura essencial de 'olhar' e 'ser olhado' está totalmente invertida. A máscara da Górgona é, primacialmente, o exato oposto de um objeto de contemplação; ela mesma é 'olhar', ou seja, 'mau-olhado' — feita e destinada para quem olha continuar olhando ou para paralisá-lo completamente. [...] Não somos nós que a olhamos, é ela, antes, que nos fita".

A vida se divide em duas

Donamingo observava o trânsito das pessoas no saguão do aeroporto. Conferia a cada cinco minutos a hora do embarque no painel mais próximo, "eu tenho vista boa", destaca orgulhosa. Não quis comer nada, esperaria a refeição do avião, o dinheiro que sobrasse ficaria para ela. E para Muxima e Guilen. A falta apertava.

Chegado o momento, com o passaporte e o cartão de embarque na mão, passou pela primeira funcionária da Polícia Federal, na entrada do embarque internacional. A funcionária a mirou, e Donamingo chegou a pressentir que alguma coisa poderia não estar certa, mas não deu muita atenção; era uma percepção sutil, abafada pela ansiedade de voltar logo para casa, a vida resolvida pelos próximos anos. Estava numa alegria difícil de conter.

Posicionou a bolsa de mão para ser examinada pelo raio X, passou pelo detector de metais ao lado e em seguida entrou na fila para os guichês da Polícia Federal. Seu corpo alto, magro e rijo estava inquieto. Já fazia mais de uma semana que não falava com Muxima e Guilen. Como estariam? Nunca estivera tanto tempo longe da filha. Nunca ficara, antes daquela viagem, um dia sequer sem falar com ela. A fila andava devagar. Ela, negra, com roupa brilhante, sozinha, começava a sentir os olhares que talvez durante toda aquela semana a tivessem mirado com desconfiança. Ela não entendia o porquê e se contraía, olhava para baixo, endurecia mais o corpo.

Sua vez chegou. Entregou o passaporte ao funcionário do outro lado do guichê. Sentiu o olhar dele durar um instante a mais do que seria confortável, mas não chegou a se incomodar além do que a situação sugeria. Logo tudo estaria acabado. Voltaria para seu mundo conhecido, para seu português e sua língua materna, para suas pessoas. Escutou o carimbo. E o alívio então a surpreendeu, como se só depois percebesse a intensidade do desconforto prévio.

Procurou no cartão de embarque o número do portão e seguiu o que as placas penduradas no teto indicavam, o pulso acelerado. Como desejava voltar para casa! Sentou-se numa das cadeiras à frente do número 23 e esperou. Ela não tinha relógio. A cada cinco minutos conferia a hora no painel, como se o gesto fizesse o tempo andar mais rápido. O estômago roncou de fome. Não demoraria para a refeição ser servida no avião.

O embarque foi anunciado. Entrou na fila.

Aguardou sua vez. Passo a passo.

Diante do portão de embarque número 23, estendeu o passaporte para o funcionário da companhia aérea.

Alguns instantes depois — "não sei quanto tempo, de repente tudo fica confuso na minha cabeça" —, três policiais se aproximam. Problema com a Federal, um deles diz.

Ela nega, ela não entende, ela jura que a única coisa que havia em sua mala eram sapatos. "Fui levada pra uma sala fechada dentro do aeroporto, algemada."

O encontro da violência com a loucura

Já nos primeiros meses de trabalho no hospital penitenciário, tive a sensação de que os pacientes psicóticos demoravam mais para melhorar quando eu os comparava aos que tinha visto nas enfermarias psiquiátricas de hospitais comuns. Talvez porque os medicamentos, de um lado, e a maconha e a cocaína, de outro, ajam em direções opostas — "Que entram, você sabe, né, doutora?", escutei de alguns pacientes; de tantos outros, escuto que ali não há nenhuma droga, o que me dá indícios de que quase tudo que me dizem é selecionado de acordo com um código prévio que dificulta, quando não impede, a formação de um vínculo terapêutico de confiança. Ou talvez porque a prisão seja, em si, de alguma forma, psicotizante. Daí ser tão difícil, por exemplo, distinguir se um paciente do seguro que diz estar sendo perseguido vive ou não um surto psicótico. Ou lidar com um paciente que teme um guarda ali fora à espreita, enquanto vemos, ele e eu, através da janela da cela, o vigia em ronda na torre de segurança — a única coisa que se consegue ver através da janela de algumas celas, além de recortes de céu.

Difícil também é aprender a diferenciar sintomas "verdadeiros" de outros, simulados com o objetivo de obter um período de internação no CHSP. Sabe-se que a população carcerária brasileira (com destaque para o estado de São Paulo) é muito maior que o número de vagas disponíveis.* Mesmo os pacientes que

* Segundo dados do Sistema Integrado de Informações Penitenciárias (Infopen), em 2014, a população carcerária do estado de São Paulo, de 219 053 pessoas, contava com 130 449 vagas, números que vêm piorando gradativamente; em 2012, segundo o Infopen, a população carcerária paulista era de 190 818

não chegam a fingir que escutam vozes muitas vezes imploram para ficar internados por pelo menos alguns dias. Eles contam que precisam dividir o colchão com vários outros presos e fazem turnos para dormir, ou que se sentem sufocados no meio de tanta gente, ou que fizeram muito esforço para parar de fumar por causa da tuberculose, mas não adiantou nada porque todos os outros presos fumam ao redor. Dentro do CHSP, não são raras as histórias de amostras de urina "emprestadas" de outro paciente, de sangramentos misteriosos ou de tentativas bem-sucedidas de aumentar feridas operatórias ou impedir sua cicatrização para retardar a alta do hospital. Houve até quem molhasse o dedo em glicose para simular diabetes descompensada por semanas a fio: a hipoglicemia causada pela insulina era preferível a voltar à unidade de origem.

A irrupção de crises de agitação psicomotora no CHSP também se dá de forma bastante violenta e refratária aos remédios, aparentemente mais do que nos hospitais psiquiátricos comuns. Isso pode acontecer porque o uso anterior e atual de álcool e drogas ilícitas, se desenfreado, faz com que os remédios psicotrópicos tenham seus efeitos diminuídos, além de em alguns casos ser passível de causar distúrbios psiquiátricos. Ou pode acontecer também de o paciente já ter uma doença mental muito grave antes de ser preso; é possível que tenha sido ela mesma, aliás, que de alguma forma o levou ao crime que lhe causou a prisão. Seriam então os pacientes psiquiátricos mais graves os que estão presos — terrível exemplo é o paciente trazido ao CHSP por ter sufocado outro até a morte, ambos já internados num hospital psiquiátrico comum.

pessoas. De acordo com o Relatório de Informações Penais do Ministério da Justiça e Segurança Pública, em outubro de 2024 a população carcerária do Brasil era de 663 906 pessoas, tendo 488 951 vagas disponíveis, o que significa um déficit de 174 436 vagas.

De situações violentas causadas por pacientes da psiquiatria no CHSP não faltam exemplos. Certo sábado, um deles, Douglas, um "pernoite" — paciente que passa em consulta, mas não volta no mesmo dia para sua unidade porque não há bonde —, depois de passar a manhã gritando e esmurrando a porta da cela onde estava, quebrou o registro de água. Para chegar até a cela, tínhamos de atravessar o corredor com a água pelos tornozelos, mas a agitação era tanta que ninguém conseguia se aproximar ou sequer destrancar a porta sob risco ou certeza de ser agredido, e enquanto nos acumulávamos ali na frente — médicos, ASPs, enfermagem —, impotentes diante de Douglas gritando e golpeando a porta, a água continuava subindo. A situação parecia não ter solução, até que um agente de segurança inflou o peito, abriu a porta, enfrentou aquele homem e o algemou ao chão.

Em outra ocasião, cheguei numa manhã de fim de semana à enfermaria de psiquiatria e vi uma porta caída no corredor. Demorei alguns instantes para entender o que ocorrera, e talvez só tenha acreditado na minha suspeita quando o enfermeiro me contou que Arnaldo, um paciente muito alto, muito forte, muito agitado, passara a noite esmurrando a porta com tamanha veemência que resultou naquilo, naquele batente vazio e naquela porta inútil no chão, a solda, o ferro e o cadeado tornados fracos diante da força daquela violência descomunal. Completando o absurdo da cena, o paciente que, por ser mais calmo, fora transferido temporariamente para a cela agora sem porta, "lavava" com água do vaso sanitário o piso, que supunha contaminado pelo paciente anterior. A pia, de louça, muito mais frágil que a porta de ferro, logicamente havia sido quebrada bem antes que a porta.

Perseguição

Não me recordo do nome daquele senhor, mas da sua história é impossível me esquecer. Devia ter uns sessenta, ou menos aparentando mais, como é o caso de quase todos ali, e estava preso já havia uns bons anos, mais de cinco, quando o atendi no ambulatório.

Perguntei-lhe o motivo da prisão e ele contou que estava sendo perseguido. Entrava no ônibus e percebia que todos o olhavam, e que a polícia lá fora estava atrás dele, e tinha certeza, a absoluta certeza que só os delirantes podem ter, de que havia um complô para matá-lo. Percebia os sinais, os lugares em que o ônibus parava, as pessoas na rua tentando disfarçar, mas não adiantava, ele sabia.

Então matou um homem, pois acreditava que ele era parte de toda a trama persecutória, e foi preso.

Aquela era a primeira vez que estava diante de um psiquiatra. Nunca havia sido avaliado ou fizera tratamento, nem depois de ser preso. E tampouco agora achava que precisasse. Primeiro, não estava mais sendo perseguido fazia tempo. Segundo, mesmo que estivesse, por que haveria de tomar remédio, se o problema eram os outros atrás dele?

O fato de a persecutoriedade ter cessado espontaneamente me intrigou, sobretudo num ambiente como o da prisão, mas não pude deixar de pensar que ele ter sido preso por matar um homem que o perseguia confirmava a tal ponto seu delírio que este não era mais necessário. Assim como o fato de, segundo o que ele me dizia, ninguém pensar na possibilidade de aquela pessoa estar num surto psicótico. Era a realidade assumindo todos os tamanhos do delírio.

Três gerações

Milton, de 23 anos, tinha começado duas faculdades, computação e física, sem conseguir terminar nenhuma delas. Uma vida de classe média comum, a não ser pelas histórias que o antecediam.

Cometeu feminicídio, pelo que foi preso, e depois tentou se suicidar. Matou a namorada com mais de quinze tiros, depois desferiu na própria cabeça outros dois.

Ficou com algumas sequelas, mas nada tão significativo. Teve sorte, ele poderia dizer. Ou azar.

O exemplo da família: um dia Milton me contou — e sua mãe confirmou: a história era tão absurda que precisei de alguém que me contasse de novo para acreditar — que seu avô tinha tentado matar a mulher, mas ela sobrevivera; e que Milton tinha quinze anos e estava em casa quando o pai, já separado da mãe, matou a namorada e depois se matou.

E agora ele. Três gerações, mas apenas uma versão do horror.

Mudanças

A única reação possível era chorar. "Chorei tanto que as pessoas vinham me acalmar", ela conta. Não consegue me dizer do seu choro, apenas da reação que as pessoas tiveram, até os funcionários da Polícia Federal no aeroporto. Imagino um choro convulso, desesperado, que interpreto como demonstração concreta de que ela não sabia o motivo daquilo.

Se ela sabia realmente ou não que levava cocaína na bagagem dentro dos sapatos, não posso dizer. Isso faria diferença para um juiz, cuja função é julgar, cuja função é de fato se debruçar sobre esta simples diferença — saber ou não saber que se está fazendo algo ilegal, proibido, cuja prática abre a possibilidade de condenar não só o fazer, mas a própria pessoa, esmiuçar a responsabilidade da pessoa sobre seu ato, distinguir a verdade da mentira; tudo isso faria diferença para o tribunal, mas não para mim. Donamingo tinha culpa? Seu crime seria justificável? Algum crime é justificável? Percebi, ao longo do tempo, que responder a essas questões não é um papel que me cabe.

Cabe a mim escutar o que as pessoas têm a me dizer, interpretar o que me dizem na medida do possível dentro da vida de cada um, inevitavelmente me apresentar um julgamento íntimo, uma opinião secreta sobre se o que me dizem corresponde ou não à realidade, mas logo abafar essa opinião em nome do que há de verdade nas palavras que se estendem diante de mim.

Alguma verdade, sempre há.

Donamingo foi levada a uma sala dentro do aeroporto, onde ficou pelos dois dias seguintes.

Dois dias sem tomar banho e sem comer. Fora do espaço da sua vida, fora do tempo das pessoas, fora até do tempo do seu corpo. Dois dias sem se alimentar.

Tempo fora do tempo, dois dias em que viu sua vida se esfacelando enquanto a única coisa que podia fazer era chorar, sem que isso aumentasse sua compreensão do que ocorria, sem que oferecesse alguma notícia do que seria da sua vida. Pelo contrário: o beco que se formava à sua frente a apertava mais, e a incompreensão era cada vez maior, e a impossibilidade de ligar os fatos da sua vida àquele destino, a impossibilidade de enxergar no terror que vivia algum destino, tornavam aquele desconhecimento do que vivia e do futuro o pior elemento do próprio terror.

Sentia fome, sentia tontura, se revirava de náuseas, chorava até não ter mais forças. Dormia de exaustão. Voltava a acordar, chorando, e assim se passaram aqueles dias, sem nada a que pudesse se agarrar.

À memória tampouco. Pensava na filha e o desespero aumentava, pensava no companheiro e a garganta apertava em grunhidos de choro, imaginava-os esperando no aeroporto sem que ela nunca chegasse, imaginava-os ansiosos com a espera vendo passar as pessoas chegadas de viagem sem que ela aparecesse, sua ausência aumentando, sem que pudesse se explicar, sem que pudesse lhes dizer que tudo que mais queria era estar com eles, que trocaria todo o dinheiro que nunca chegara a ganhar para que ao menos soubessem disso.

— Minha filha pensava que eu tinha abandonado ela. Muxima... — Seus olhos se endurecem, assim como seu corpo, para conter as lágrimas. Tenta tragar o nó na garganta com mais um gole de café com leite.

Tu é bandido

A maioria dos que tomam as alas da prisão é jovem, forte, de andar decidido e peito estufado. A malandragem é dona dos corredores, dos gestos, das gírias, dos jeitos. Homens que em sua maioria cometeram crimes, tiveram coragem para isso, para pôr em risco a própria vida ou a liberdade. Que não temeram, ao menos por um instante, a polícia, ou os tiros, ou nada. Que continuam precisando demonstrar o tempo todo sua força, seu lugar na hierarquia do crime, sua braveza.

Um desses homens deu um chilique quando precisou tomar injeção. Gritava. Suava. Esteve perto de desmaiar.

Eram vãos os esforços da enfermeira de plantão, com a seringa cheia gotejando na ponta da agulha em riste. Tentou convencer, tentou acalmar, mas o homem chorava, ameninado e frágil, escondendo no corpo encurvado todas aquelas tatuagens.

Situação sem saída, o líquido gotejando da agulha na mão impaciente.

Até que chegou Osvaldo, estufou o peito, engrossou a voz e esbravejou:

— Tu é bandido, mano, esqueceu? Tu é bandido e assim tu envergonha a classe! Pode tomar essa porra dessa injeção e é agora, cacete!

Ao que foi obedecido, e o outro, o que tinha virado menino sem coragem, teve de juntar força e reza e fechar bem fechados os olhos e se encolher todo e virar de costas para a enfermeira que, enfim, introduziu na carne macia daquela bunda a agulha fina.

Um homem

Ele definhava: a cada vez que eu o via, encontrava menos carne debaixo da pele que começava a colar nos ossos. Tudo que se passava com Damião ia se aproximando da superfície. As palavras iam se tornando poucas, reduzindo-se ao essencial; as lágrimas saíam como se fossem os poros a chorar, ele todo feito tristeza.

Dos seus cinquenta e poucos anos, está preso há vinte — no seguro: ele nem se queixa mais de passar o dia inteiro trancado num recinto sem janela, sem televisão, sem céu, sem vento. A única coisa que o distrai das quatro paredes a que seu diminuto corpo se encontra restrito é uma Bíblia. E a lembrança. "Livre é a mente", ele dizia quando ainda sobravam palavras. "A gente voa, vai pra qualquer lugar e volta pro lugar em que estou e pra tudo aquilo que aconteceu."

Cinquenta e poucos anos: sua idade não coincide com a do documento. Não havia cartório na cidade em que nascera, e Damião foi registrado apenas alguns anos depois.

"Sempre fui trabalhador. Ajudava meu avô na roça desde pequeno, depois virei ajudante geral e mais depois motorista. Eu gostava de dirigir, ir em feiras de artesanato nos domingos. Agora, fico remoendo, relembrando, pensando em tudo aquilo."

Como é ficar tanto tempo sem sair da prisão?, eu pergunto. "A gente consegue enfrentar esses obstáculos. A maioria das dificuldades, é como se a gente estivesse lá fora, mas isso é difícil de explicar. Não é só a doença, é a vida real."

Acusado e sentenciado por estupro e homicídio, diz que, arrependimento, sente de tudo. "Fiz mal pra mim mesmo em muitas coisas. Já tirei vida, prejudiquei a vida dos outros... O mal é a gente mesmo que traz pra gente. O sofrimento faz a gente se arrepender. Não só a doença, mas tudo. A prisão, a doença."

Os lances que conta da sua vida nunca foram confirmados. Diz que sua filha cursou psicologia e sua tia está na UTI, entubada, nos últimos dias. A situação exige cuidados de alguns familiares, que por isso não têm podido visitá-lo. Menciona parentes que a assistente social nunca conseguiu localizar. Sofre ao se lembrar do acidente que diz ter matado onze membros da sua família a caminho de visitá-lo na penitenciária. É difícil acreditar que tal número de pessoas possa entrar na prisão numa única visita, mas preciso compreender que aquela tragédia é mais suportável que a completa falta de visitas se os seus estivessem vivos.

Queixa-se somente de dividir, durante o dia, o recinto com muitos outros presos que vêm para consulta ambulatorial e que têm chance considerável de ter tuberculose. Ele, mesmo com a vida há tanto tempo confinada a poucos metros quadrados e com a perspectiva de, com sorte, ali permanecer pelos próximos dez anos, tem pavor de morrer. Numa única ocasião, me disse que gostaria que Deus o levasse. Era muito sofrimento. Sim.

Descobriu há poucas semanas que tem câncer, ele que já fazia anos estava habituado com todos os remédios da aids contraída e descoberta na prisão. Contudo, sente muito medo da quimioterapia. "Não é de ouvir falar: eu já *vi* gente passar pelo mesmo processo e não aguentar. Peço a Deus que me dê força pra sair pra rua, pra ver a liberdade."

E pede a mim que tente de alguma maneira interceder para que ele possa ver o filho, de 25 anos, também preso, por atentado violento ao pudor. A única chance de que isso aconteça é o filho adoecer e precisar de atendimento no hospital.* O que poderia ser considerado, ainda que torto, um milagre.

Para esgarçar seu medo e tornar a espera pela quimioterapia mais difícil, o início do temido tratamento atrasou. Não pôde fazer os exames de estadiamento do tumor, realizados em outro hospital, porque no dia agendado não havia escolta. Isso acontece muitas vezes no CHSP. Como se o agora tão fraco Damião pudesse oferecer algum perigo ou risco de fuga para precisar de escolta.

Tomografias marcadas, consultas há semanas esperadas, cirurgias por serem realizadas podem demorar muito mais porque no dia longamente aguardado não existem viaturas policiais para fazer a escolta, mesmo que os responsáveis por isso saibam dos agendamentos com antecedência. No caso de Damião, os dias de atraso significam que o tumor se expande, que a dor aumenta, que ele inteiro diminui. Assim como sua chance de "ver a liberdade".

"A liberdade é um dia poder sair, reconstruir minha vida e poder tocar o barco para a frente. Dentro da prisão a gente é livre, mas não totalmente. Porque a gente é limitado." É livre como?, eu pergunto. "A gente é livre até certo ponto: eu posso vir aqui conversar com a senhora, ou com a psicóloga, ou com os outros presos." Então a parte que você é livre é quando conversa com as outras pessoas? "Isso", ele responde, com ênfase. "Mas, com os presos, a gente não pode conversar tudo. Tem certas coisas que não fica bem conversar com os companheiros... Estou adaptado, porque não tem outra coisa, a não

---

* Segundo valiosa informação cedida por Márcia Rodrigues Setúbal, psicóloga de formação e profunda conhecedora do mundo prisional pelos anos de trabalho em diversos estabelecimentos prisionais com os mais variados cargos, inclusive diretora de unidade, há previsão legal para esse tipo de visita quando o caso é de enterro ou de doença grave. Bastaria que o diretor da unidade onde está o filho autorizasse e a escolta se dispusesse a trazê-lo.

ser aquela rotina", ele assevera. Sua nova doença arrancou-o do que havia constituído como hábito, por mais insuportável que sua vida me parecesse. Era a sua. Com o tempo, tem cada vez mais dificuldade de andar. "Eu recaí", ele diz, descrevendo suas quedas no chão. Seu quadrado vai ficando grande para o que seu corpo aguenta caminhar. Cada passo se torna lento, fazendo daquele tempo, que já não passava, uma eternidade. E mesmo quase incapaz de andar, tem de manter a cabeça baixa e os braços para trás. Enquanto me esforço para atrasar o passo para que ele me acompanhe até a sala de atendimento, lembro-me do que ele havia dito no encontro anterior: o mais difícil na prisão é quando alguém está saindo em liberdade. "A gente olha: poderia ser eu. Ao mesmo tempo estivesse livre, ao mesmo tempo estivesse preso."

Agora seria impossível que ele dissesse uma frase tão longa. Uma vida cujas camadas foram se retirando, sobrando um caroço de gente.

Sua história, os crimes pelos quais foi sentenciado, a distância da família. Olho para sua magreza espantada, olho para o homem sentado diante de mim. Ele agradece pelo atendimento — alguém que lhe tire daquele todo-dia — enquanto perscruto de novo minha impotência. Se ao menos o filho.

"Da liberdade? Sonhei que acordei e a porta estava aberta. Corri e ela estava fechada. Bati na grade."

Antes que eu terminasse de escrever estas palavras, Damião morreu. Sem ter chegado a começar a quimioterapia ou sequer completado o estadiamento do seu tumor, que cresceu em velocidade muito maior que a dos agendamentos e escolhas. Sem receber a visita do filho preso, liberada pela segurança do CHSP e da penitenciária em que ele estava. O filho. Que existia.

Por acidente

Francisco, como muitos que no CHSP parecem mais velhos do que são, aparenta setenta anos mas não passa da quinta década.

Estava preso fazia pouco quando caiu do treliche. Três andares de cama, ficou tetraplégico. Completamente paralisado, braços e pernas, não consegue levar a mão à boca para se alimentar sozinho. Não chega a conseguir se sentar, fica o tempo todo deitado na enfermaria do seguro. Não sei muito mais do que é possível imaginar acerca do seu crime: nunca conversei com ele sem que vários outros pacientes estivessem escutando. No entanto, como está no seguro e não tem rixas com o PCC, imagino que tenha cometido algum crime sexual.

É difícil imaginar, como tantas vezes acontece, aquele homem pacato, simpático, na briga diária para se manter vivo, sendo perpetrador de um ato de violência sexual.

Ele fala da família, das filhas, e tem uma voz doce, e um olhar triste, e não reclama, e tenta encontrar algum motivo, preso na cadeia e no próprio corpo, para continuar.

Não consegue. O sr. Francisco (não consigo evitar o senhor, me perdoe, Francisco) morre no hospital por não resistir a uma infecção.

As alas das mulheres

No primeiro ano de trabalho no CHSP, eu era responsável pela interconsulta psiquiátrica de duas alas masculinas: atendia pacientes que estivessem internados por outras clínicas (cirurgia, fisiatria, clínica médica etc.) e que precisassem de atendimento em psiquiatria — por exemplo, alguém que tivesse câncer ou que tivesse ficado paraplégico devido a um tiro e desenvolvesse um quadro de depressão.

Com o aumento da minha carga horária, passei a ser responsável também pela interconsulta psiquiátrica das alas femininas. Eu não suspeitava que a diferença de gênero ocultasse outras questões bem mais desafiadoras.

Entrar na ala C, de mulheres internadas para tratamento clínico ou cirúrgico, significa estar exposta a muitos pares de olhos que não se disfarçam ao olhar, muito diferente de entrar nas alas masculinas. Como não há uma gaiola para as mulheres aguardarem o atendimento no ambulatório, ficam na ala, no banco de concreto ou sentadas e deitadas no chão, todas as que esperam sua vez. Elas não estão internadas no CHSP e talvez por isso tenham ainda menos pudor em olhar, com um estranhamento impregnado ao mesmo tempo de curiosidade e provocação.

Reparam nas roupas que visto debaixo do avental, seguem com os olhos meus pés, que entram e saem diariamente, encaram minha profissão, escolhida, ao contrário da de quase todas ali.

O tratamento que as mulheres presas se dispensam mutuamente costuma ser diferente daquele que se dá entre os homens. Havia, certa vez, uma espanhola internada. Ela fumava muitos cigarros por dia antes de ser presa e estava sofrendo terrivelmente com a abstinência, pois não recebia visita para trazê-los. Implorava às ASPs que lhe arranjassem um, fumava bitucas jogadas fora, se humilhava diante das colegas de ala para que lhe dessem um mísero cigarro. Na mesma época atendi um chileno internado na ala B. Perguntei se fumava. Sim. E como consegue cigarros?, emendei curiosa. "Eles me dão, ora", ele respondeu, quase estranhando minha pergunta, referindo-se aos companheiros de ala. Sem ao menos ter de pedir.

A ala das puérperas, por sua vez, é um mundo à parte dentro daquele mundo já à parte. É lá que ficam as mulheres no chamado trânsito-amamentação, o período entre o parto e a temida entrega do bebê, tempo de aproximadamente seis meses, o recomendado para amamentação exclusiva de todos os lactentes. Seis meses seria o tempo mínimo do trânsito-amamentação, mas ele foi transformado pelas regras internas em tempo máximo.

As puérperas não estão formalmente internadas e não necessitam ser vistas todo dia por um médico, como acontece em todo o resto do CHSP (e em todos os hospitais). Ficam lá por um período longo, num espaço que acabou se tornando delas. Não há nem sala de enfermagem, ao contrário de todas as outras alas: a que havia, foi desativada. As celas tampouco são trancadas em horários determinados, como em todo o resto do hospital. Em cada uma, a mãe com seu bebê, roupinhas, enfeites improvisados com papel de marmitex, leite em pó, fraldas. Todas deveriam ter um bercinho onde o bebê dormisse, mas a escassez de berços e a hierarquia que existe entre as presas fazem com que algumas tenham e outras não. Nessa regra, não há como interferir. É uma ordem que acaba prevalecendo sobre qualquer outra, mesmo a de segurança ou a médica.

O pavilhão das puérperas é tão pertencente às mulheres que, das primeiras vezes que me direcionei à ala para acompanhar as que precisavam de atendimento psiquiátrico, uma ASP veio me perguntar, desconfiada, qual era meu interesse ali, suspeitando que eu estivesse levando algo proibido. Para que mais, ora, uma médica quereria entrar naquele lugar?

Logo ao atravessar o portão, se faço menção de me embrenhar pelos corredores de baixo ou de cima, escuto, bem alto, numa tonalidade muito específica, uma mulher avisando às outras lá dentro que há gente de fora se aproximando. OLHA A MÉDICA ENTRAAAAAAAAAANDOOO! Quase um canto. Um aviso cheio de sentidos: escondam o que não pode ser visto; arrumem-se e aos seus filhos; tem gente estranha entre nós.

No pátio, em dias de sol, varais se estendem cheios de roupinhas a secar. As paredes são diferentes, esverdeadas e com alguns desenhos. No chão, marcas desbotadas do que seria uma quadra de esportes. Quase irreconhecíveis mickeys, minnies, magalis e cebolinhas, grotescamente desenhados nas paredes, tentam enfeitar aquele ambiente repleto de crianças e muito mais movimentado que qualquer outra parte do CHSP, mas onde estar atrás das grades parece pesar mais que em qualquer outro lugar. Pelo fato de que, por meses, aquele espaço restrito será tudo o que aquelas crianças conhecerão do mundo; e pelo fato de que, passados esses meses, elas deverão deixar para trás a maior parte do seu mundo infantil: suas mães.

Na ala das puérperas, a moeda de troca não é só o cigarro. Pode-se lavar roupa de bebê, há leite, há móbiles para se fazer em papel de marmitex. Brinquedos, mesmo, quase não há. As crianças têm dificuldade em desenvolver a preensão palmar porque não têm o que pegar com a mão; quando, enfim, têm acesso a brinquedos, não os reconhecem, embora reconheçam o saquinho de fralda ou o de pão.*

Lembro-me do olhar de uma bebê, durante o atendimento da sua mãe, em direção aos meus brincos coloridos. Um olhar fixo, encantado, beirando o susto, mais surpreso que aquele com o qual os bebês admiram os penduricalhos dos adultos. Não há brincos, nem tantas cores, exceto em dia de visita. Nesses dias a maquiagem é tanta que cheguei a suspeitar (eu, psiquiatra) que algumas mulheres, com sombra colorida tão carregada nos olhos, batom, lápis, parecendo prestes a desfilar num bloco de Carnaval — só o rosto, porque no corpo, sempre a mesma roupa bege —, estivessem apresentando um quadro de mania, no qual as pessoas podem se vestir de modo extravagante, não habitual para seus próprios padrões. Agora, já aprendi que o excesso de maquiagem é a tentativa explícita de condensar, nos poucos momentos diante da visita, tudo que não pode ser vivido junto com ela.

Alguns dias, na ala das puérperas, entram pessoas ligadas a alguma igreja, todas de preto, carregando crucifixos e Bíblias. Acumulam-se em volta da mesa, rodeadas das mães que desejam rezar, e oram, mãos levantadas não para o céu, mas para o andar de cima e para o arame que cobre o pátio.

Na prisão, dizem, só há dois assuntos possíveis: o crime ou a Bíblia.

---

* Agradeço essa observação a Priscilla Spinola, terapeuta ocupacional que acompanhou muitos bebês e suas mães quando havia no CHSP a ala das puérperas.

Donamingo está só,
Donamingo não está só

Foram tão terríveis os dias em que esteve presa no aeroporto que, se servissem para alguma coisa, teria sido para que Donamingo se sentisse aliviada ao ser transferida para a penitenciária.

Ela fala da Penitenciária Feminina da Capital, a PFC, com um tom que chega a ser carinhoso. "Lá eu tomei banho, lá eu tomei um suco bom, me deram comida. Eu estava tremendo de fome."

O alívio físico, a satisfação de necessidades tão básicas, foram naquele momento tudo a que pôde se agarrar. Estar viva, mais nada.

Nada do que a rodeava era minimamente familiar. Nada do que aconteceria a partir de então cabia em qualquer ideia que fizesse da própria vida. Estava dentro de um pesadelo em que era difícil se reconhecer, sem um único elemento próprio. Dias, noites, horas, minutos.

Alguns dias depois da sua chegada à PFC, vieram lhe mostrar, segurando alguns papéis na mão, resultados de exames que ela nem sabia quando fizera. Estava grávida.

Só

Georgina nasceu em Maputo, Moçambique.

É uma das muitas e dos muitos estrangeiros presos por tráfico internacional de drogas no Brasil. Sempre uma história parecida: as condições de vida eram precárias, apareceu uma oportunidade, eu não tinha muito a perder. Quase nunca havia algum envolvimento anterior com substâncias ilegais. Georgina, por exemplo, tinha fumado maconha algumas vezes na juventude. Agora, estava com 41 anos. Talvez só mais tarde aquelas pessoas conseguissem se dar conta de que, na verdade, tinham sim muito a perder.

No caso de Georgina, bem mais do que ela podia supor. Estava presa havia quase três dos doze anos a que fora sentenciada. Tempo demais para ficar sem ver os três filhos, que vivem em Maputo.

Na verdade, ela nunca mais os veria.

Georgina esteve internada no CHSP porque tinha câncer de colo de útero em fase terminal. Em meio aos gemidos de dor, quando conseguia juntar forças para falar, dizia que queria voltar para o "pavilhão", que era como ela chamava a PFC, onde estava presa. Lá havia companheiras suas, gente que veio do mesmo lugar. Qualquer pessoa que mitigasse um pouco a solidão diante da morte.

Georgina morreu na unidade de cuidados semi-intensivos do CHSP. Sozinha.

Intimidade, ou a falta dela

As relações amorosas costumam ficar comprometidas na prisão. Quando perdura uma relação que já existia antes, um estando preso, outro não, limita-se à correspondência por carta (e ao contato ilícito por telefone celular) e aos dias de visita, dois por semana, quando o visitante precisa se submeter à fila de entrada e ao detector de metais para as poucas horas da chamada "visita íntima". Íntimo é também o predicado para a revista a que têm de ser submetidos os visitantes da prisão. Um paciente contou, por exemplo, que não pode receber a visita da mãe: ela tem um problema no joelho e não consegue fazer o agachamento exigido pela segurança, em que se verifica se nada está escondido dentro da genitália ou do ânus de quem vai entrar.*

O tempo para os procedimentos de entrada na prisão é maior do que o que se passa lá dentro, com o familiar, esposa ou esposo, namorada ou namorado, em dia de visita. É uma dificuldade, dizem. Muitas relações terminam; outras, no entanto, surgem, por exemplo quando o parente de alguém que está preso conhece outra pessoa presa durante uma visita. Este último caso é bem mais comum do que eu supunha: perguntando sobre a história dos meus pacientes, comecei a

---

* A proibição da revista vexatória atualmente está em discussão no STF, "por ofensa ao princípio da dignidade da pessoa humana e à proteção ao direito à intimidade, à honra e à imagem". O que se propõe é que a revista vexatória seja substituída por scanners corporais, já utilizados em todas as unidades prisionais de São Paulo.

notar que a resposta à pergunta "há quanto tempo você é casado" com frequência revela um intervalo de tempo menor que a resposta a "há quanto tempo você está preso". Pelo menos no caso dos homens — não houve uma mulher sequer, no meu tempo de trabalho no CHSP, que tenha conhecido o companheiro já presa, a não ser que ele também já estivesse detido.

Houve o caso de Lucas, um paciente que, por falta de vaga na enfermaria de psiquiatria, ficou na chamada observação, um quarto com três ou quatro leitos no corredor dos ambulatórios. Ele já tinha dito, assim que melhorou um pouco depois de algumas semanas de internação, que entre seus planos estava arranjar uma namorada, casar e ter filhos. Fiel aos seus objetivos, ficava o dia todo perto da porta, esperando as mulheres passarem para atendimento, apesar das intervenções constantes dos ASPs para que entrasse no quarto da observação. Uma manhã, encontrei Lucas escrevendo uma carta. Era para a nova namorada, uma mulher que ele tinha visto passar pelo corredor. Anotou seu nome e o presídio em que ela estava. "Começamos a nos corresponder", ele conta, animado, bem diferente de quando apresentava o quadro de catatonia, em que passava dias imóvel, rígido e sem se comunicar, motivo pelo qual havia sido internado.

No CHSP há histórias esparsas, ouvidas pelos corredores, de pessoas que fazem parte do corpo clínico e se envolvem com presos. Um colega médico descreve a seguinte cena: ao abrir a porta da cela de um paciente para avaliá-lo, numa manhã qualquer, encontrou-o recebendo sexo oral de uma mulher da equipe de saúde. A única reação que conseguiu ter diante da inesperada imagem foi dizer: "Bom, está tudo bem, né?".

Fora essa e outras exceções, as relações heterossexuais ficam quase completamente impossibilitadas no dia a dia da prisão, já que o contato entre homens e mulheres, exceto entre os pacientes e a equipe de saúde, é proibido. Não é raro quem experimente relações homossexuais inéditas, o que pode se configurar como mais uma das tantas mudanças, ocorridas na prisão, da identidade com a qual uma pessoa se conhecia.

Nem só os relacionamentos amorosos, mas a vida privada como um todo é bastante comprometida no contexto do aprisionamento, pois ali não se pode ter nada que pertença de fato a alguém, muito menos um lugar próprio. No ambiente prisional em geral e na cela mais especificamente, não há nada que o detento possa chamar de seu, a não ser poucos pertences — e chega a impressionar como a organização zelosa de produtos de higiene pessoal, ou a disposição cuidadosa de recortes de revista na parede, parece ser uma tentativa desesperada de estabelecer um "canto", um lugar onde o íntimo pode se revelar. Cartas e fotos assumem o estatuto de preciosidade: nada mais traz em si a aura de acolhimento em que os objetos de cada casa são envoltos.

A prisão é, em dois sentidos, um lugar de ausência de solidão. Num sentido concreto, o preso nunca fica inteiramente sozinho: sempre está num lugar onde possa ser visto, nem que seja pela abertura da porta da sua cela chamada individual. Em outro sentido, a ausência de aconchego e de intimidade na falta de um espaço próprio desmancha continuamente a fecundidade possível de se estar só. Essa "privação do privado" dificulta até mesmo que a história que levou cada um até ali possa ser apropriada biograficamente, o que poderia ser visto, caso houvesse uma pausa nos acontecimentos (o que não se passa, é claro — o tempo continua correndo), como o único "benefício" do encarceramento, para que os acontecimentos anteriores pudessem ser rememorados de modo próprio.

O tempo que precisa transcorrer mais depressa, com o qual se quer liquidar, é sentido, na prisão, na maioria das vezes como tempo morto, aquele cujo melhor fruto é simplesmente que passe rápido, que acabe logo. Em termos concretos, a dificuldade em manter laços cotidianos com as pessoas que eram da sua convivência e a impossibilidade de se levar da prisão para o mundo externo coisas que teriam tornado proveitoso o tempo de reclusão (como dinheiro ou diploma) ressaltam o caráter perdido e estéril dos anos vividos atrás das grades.

A paixão segundo Gustavo e Heitor

Gustavo estava num leito da enfermaria. Heitor estava no leito ao lado.

Ambos incapazes de andar. Um, pela sequela de uma infecção; o outro, por tiro de polícia.

Gustavo era homossexual. Heitor, não.

Gustavo se apaixonou por Heitor.

Sofria. O dia inteiro perto da pessoa amada. A vida que acontece lado a lado, hora a hora, instante a instante.

Contudo, era um amor tão próximo quanto impossível. Porque Heitor, além de não se relacionar com homens, não podia mais ter ereções. E Gustavo gostava de ser passivo. No entanto, ele seguia imaginando, e o amor vai muito além do sexo, e há infinitas formas de amor, ele dizia em meio ao seu sentimento dolorido.

Gustavo escreveu uma carta declarando seu amor. Heitor não respondeu por escrito, mas foi receptivo: ele entendia, mas não gostava de homens, Gustavo. Você sabe.

Mas que ele podia continuar amando-o, não tinha problema.

E então Gustavo continuou ao lado de Heitor, apaixonado, ele todo ao alcance dos seus olhos, até que um teve alta do hospital, e depois o outro, e talvez até hoje Gustavo o ame. Talvez, não.

A salvação

Felizmente sobreviveu
ficou porém desse jeito
mais aberto
Nunca mais será o mesmo
tampouco será o outro

Fabio Weintraub

Todos os dias, quando a dra. Sônia ia passar visita na enfermaria da ala A, encontrava seu Raimundo em silêncio, olhando para o longe que seus olhos podiam alcançar: a parede alguns metros adiante. Bom dia, seu Raimundo, todos os dias, ao que ele sempre respondia esgarçando a boca no sorriso banguela, todo repentinamente alegre.

— Como você está? Passou bem a noite? — ela continuava.

— Estou ótimo, doutora, ótimo! Passei muito bem! Esta noite saí, fui pro bar, bebi, dancei, cantei, ah, que coisa boa, mas por isso agora estou assim cansado como a doutora está me vendo.

A dra. Sônia sorria. Já havia desistido faz tempo de contrapor com as paredes da enfermaria as lembranças tão felizes daquelas noites que, em algum lugar, em algum tempo, eram reais. E então, depois de examinar seu Raimundo, seguia para o próximo leito, sabendo que no dia seguinte ele estaria no mesmo lugar, pois, tendo ficado paraplégico, só mesmo sonhando encontrava jeito de sair por aí.

Sem intimidade, mas sem comunidade

A prisão compromete não só o mundo privado, mas também o mundo comum, público — a retirada do preso do contexto onde vive é, aliás, a razão de ser do encarceramento, seja para proteger a sociedade de quem supostamente lhe possa oferecer riscos, seja para que alguém pague pelo que fez, sendo privado de estar no seu próprio mundo. Em *Eichmann em Jerusalém*, Hannah Arendt, cuja leitura me acompanhou nos primeiros anos de trabalho no hospital penitenciário, escreve que "no centro de um julgamento só pode estar aquele que fez algo [...], e se ele sofre, deve sofrer pelo que fez, não pelo que os outros sofreram".* A palavra vingança, portanto, não está dentro do significado da justiça, ainda que ambas sejam frequentemente confundidas. Outra confusão comum é a crença de que

---

* Hannah Arendt pensa, ainda, acerca da necessidade de punição em virtude da lei, e não da vítima, que "os processos criminais, uma vez que são obrigatórios e devem ser iniciados mesmo que a vítima prefira perdoar e esquecer, repousam em leis cuja essência [...] é que o crime não é cometido só contra a vítima, mas primordialmente contra a comunidade cuja lei é violada. O malfeitor é levado à justiça porque seu ato perturbou e expôs a grave risco a comunidade como um todo, e não porque, como nos processos civis, indivíduos foram prejudicados e têm direito à compensação. A compensação efetivada nos casos criminais é de natureza inteiramente diferente; é o corpo político em si que exige 'compensação', e é a ordem pública que foi tirada de prumo e tem de ser restaurada, por assim dizer. Em outras palavras, é a lei, e não a vítima, que deve prevalecer". Resta saber se o encarceramento é de fato a punição que traz mais benefícios à ordem pública ou se poderia haver outra forma, justa, de se fazer justiça.

o castigo da sentença servirá para impedir futuros crimes, seja por arrependimento, seja para não estar sujeito a nova pena.*

O "castigo" de ser preso não impede a reincidência do crime, ainda mais num sistema carcerário como o brasileiro, controlado em muitas instâncias pelas próprias organizações criminosas que nele deveriam estar para serem afastadas da sociedade, mas que justamente se valem dele para com ela fazer ponte. Pelo contrário, acaba incentivando-a ainda mais. Segundo dados de 2015 do Conselho Nacional de Justiça, um em cada quatro presos reincide em cinco anos.** Não posso deixar de mencionar os inúmeros casos de pessoas inocentes que têm de aguardar seu julgamento presas (o que fere a presunção da inocência garantida pela Constituição de 1988) ou de gente que espera tanto tempo para ser julgada que a demora é maior que o tempo que a pessoa deveria permanecer na prisão, caso fosse condenada; ou ainda aqueles em que, a meu ver, a não interpretação do crime acaba permitindo a condenação a uma pena desproporcional ao delito. Cito o exemplo

---

* Hannah Arendt nos ajuda a pensar também sobre isso: "Faz parte da própria natureza das coisas humanas que cada ato cometido e registrado pela história da humanidade fique com a humanidade como uma potencialidade, muito depois de sua efetividade ter se tornado coisa do passado. Nenhum castigo jamais teve poder suficiente para impedir a perpetração de crimes".
** O resultado foi obtido pela análise amostral de 817 processos em cinco unidades da federação — Alagoas, Minas Gerais, Pernambuco, Paraná e Rio de Janeiro. O estudo considera apenas o conceito de reincidência legal — conforme os artigos 63 e 64 do Código Penal, só reincide aquele que volta a ser condenado no prazo de cinco anos depois do cumprimento da pena anterior. Outros levantamentos já realizados sobre reincidência, com taxas mais elevadas, costumam considerar a quantidade de indivíduos que volta a entrar nos presídios ou no sistema de justiça criminal independentemente de condenação, caso dos presos provisórios. Dados do Departamento Penitenciário Nacional (Depen) de 2022 consideram que a taxa de reincidência criminal no primeiro ano depois da prisão é de cerca de 21%. Passados cinco anos, a taxa aumenta para 38,9%. [Nota à segunda edição]

de um homem que foi preso por ter furtado um frasco de perfume e cuja soltura tardou oito meses; cito o exemplo de um homem preso há mais de cinco anos por ter furtado uma bicicleta, e que depois de preso teve a pena aumentada por "faltas" cometidas na prisão. Esse homem está com câncer, internado no CHSP, de onde dificilmente sairá. Negociar delitos cometidos dentro da prisão é uma das muitas moedas de troca entre os detentos. Alguém assume o que outro preso fez e tem sua pena aumentada, em troca de cigarro, por exemplo, ou de prestígio dentro do PCC.

E poderia seguir citando exemplos.

A pena tem seu caráter definido primordialmente porque o dia a dia da pessoa é completamente ceifado. As ruas conhecidas, as pessoas com quem se cruza ao percorrê-las, a experiência de convívio na comunidade em que se vivia, as coisas do mundo, enfim, são impedidas e viram, se persistem, memória. Contudo, a memória das coisas de fora tampouco cabe dentro dos muros. Na prisão, muitos lá dentro dizem, só se fala de crime, que acaba se tornando, então, a única coisa real. Se a realidade das nossas coisas é garantida através do seu aparecimento para os outros, na prisão é o crime que se torna real, relegando as lembranças da vida de fora à condição de um passado esfumaçado e inacessível.

A prisão é o marginal absoluto porque não pertence à esfera privada nem à pública. Pôr o ser humano no que não é um lugar nem na sociedade nem na política é a tentativa de, retirando-o temporária mas completamente do mundo possível, calá-lo e abafá-lo; é submetê-lo, se isso fosse possível, a uma morte reversível — mas que, sob alguns aspectos, pode ser irreversível.

Violência

Paulo estava novamente psicótico, mas não era por meio de delírios persecutórios que isso vinha à tona. Se fosse assim, eu teria muitos motivos para duvidar de que seu discurso era de fato delirante: ele chegara ao hospital com dificuldade para falar e comer porque sua mandíbula estava deslocada para a frente — a articulação temporomandibular havia sido luxada. Como se fosse pouco, tinha marcas de ter sido amordaçado, linhas impressas no rosto que iam, de ambos os lados, do canto da boca até perto da orelha.

Sustentava um olhar perdido que, quando se direcionava a alguém, se tornava ameaçador. As palavras que conseguia articular saíam desconexas, sem sentido.

Foi mais uma vez internado na enfermaria de psiquiatria do CHSP. Sua mandíbula foi recolocada no lugar em outro hospital e, depois de algumas semanas tomando os remédios corretamente, voltou a ficar bem. Isso sempre acontecia com Paulo: entrava em surto, melhorava com a medicação, voltava para a unidade prisional de origem e lá parava de tomar os remédios, muitas vezes porque eles não chegam ou porque, quando chegam, simplesmente não lhe são dados. Isso acontecia com Paulo e com muitos, muitos outros pacientes.

Mesmo depois de voltar a falar normalmente, nunca chegou a dizer o que aconteceu com sua mandíbula e seu rosto.

O mistério

Era incompreensível para toda a equipe médica: aquele homem sangrava pelo nariz quase diariamente, apresentava-se anêmico, mas não havia nenhuma lesão visível, como mais de uma vez a otorrinolaringologista confirmou. Tampouco havia um distúrbio de coagulação: mais de um exame de sangue descartou essa hipótese. Como era possível?, todos os médicos se perguntavam, e na sala de prescrição o assunto era recorrente.

Até que um dia, sem que a causa para isso fosse sequer esclarecida, ele começou a apresentar um rebaixamento de nível de consciência e foi transferido da ala para a unidade semi-intensiva, onde precisou ser entubado para respirar com auxílio de aparelhos.

Era um homem jovem, forte, cheio de tatuagens agora à mostra no corpo que vestia apenas fraldas. Um corpo naquele momento entregue às mãos que cuidavam dele e, por isso, acessível; e foi então que encontraram, escondida por baixo do seu testículo, uma seringa cheia de sangue.

Depois de algumas semanas, ele se recuperou sem sequelas e voltou a ficar consciente, mas negou a presença da seringa e o assunto não foi mais questionado.

A causa do rebaixamento de nível de consciência nunca foi esclarecida.

O corpo

Alan cortou os próprios testículos. Não foi sua primeira automutilação; provavelmente não será a última. Não estava psicótico.

Romualdo cortou um dedo do pé para conseguir ser internado no CHSP e ficar alguns dias longe da sua unidade prisional.

Gessé diariamente aumentava a ferida na barriga, que deixava à mostra suas vísceras, para não receber alta do hospital. A ferida era inicialmente apenas um pequeno corte cirúrgico. Agora tinha mais de dez centímetros de largura.

Claudio se recusou a comer por semanas. Ficou meses na unidade semi-intensiva recebendo alimento por sonda, a contragosto. Cuspia fora até a própria saliva. Quase morreu de desnutrição.

Roni introduziu no próprio ânus uma escova de dentes. Necessitou de uma cirurgia de urgência por perfuração intestinal.

O horror e a história que o ultrapassa [ou uma segunda tentativa de responder aos que me perguntam por que gosto de trabalhar na prisão]

Não é só de horror que se constituem os crimes pelos quais os homens e as mulheres são condenados à prisão. Estes são a minoria e, se aparecem aqui em proporção maior, talvez seja justamente pela minha impossibilidade de digeri-los.

Percebi ao longo do tempo que, se algum benefício a escrita poderia proporcionar a quem está preso, esse benefício seria que sua história fosse contada: poder dizer que os que estão presos são gente, simplesmente porque é de gente que se pode contar uma história.

Quem tem sua história contada aqui teve, ainda que por um momento, a coragem de revelá-la, e de se revelar a si mesmo — e de se fazer a si mesmo — através dela. A prisão é um lugar para onde confluem muitas histórias. Talvez este seja um dos motivos que respondem à pergunta de por que gosto de trabalhar lá: porque gosto de escutar histórias.

Lembro agora de Gregório, que atendi nas minhas longínquas primeiras semanas no CHSP: ele, com um brilho irredutível nos olhos, respondia às perguntas que eu fazia sobre sua vida com entusiasmo. Gregório nunca havia falado nada daquilo para ninguém: alegres, ele e eu, diante da sua descoberta de poder contar fatos da sua vida de maneira a fazer deles história.

Olho agora para a alegria que senti naquele momento: parte dela vinha de acreditar que momentos como aquele seriam abundantes no meu trabalho no CHSP, o que não aconteceu, talvez porque eu mesma tenha embrutecido minha escuta e meu olhar como forma de me proteger do medo que eu pensava não sentir, ou talvez por tanto submetê-los a gente exposta a um tratamento que não é para ser de gente, nem de bicho, nem de nada, porque ninguém é tão indigno que caiba perfeitamente na prisão e porque a indignidade da prisão subtrai o que é digno de todas as pessoas.

Ou de tanto tentar costurar uma história onde isso não seria possível — porque sempre são necessários mais de um, e não poucas vezes me vi sozinha diante do outro que continuamente se retirava. Ivana, por exemplo. A primeira vez que a vi, ela me contou da sua infância terrível, da morte precoce da mãe, do seu crescimento no setor de órfãos da então Febem, de onde saiu para morar na rua e usar crack. Compadeci-me e até estranhei o que me relataram no seu encaminhamento: ela era agressiva, tumultuava a ala, arranjava confusão com todo mundo. É falta de quem a escute, pensei, ingênua. Passados alguns meses, num final de semana, fui chamada para avaliar uma paciente que tinha vindo a uma consulta ambulatorial, não fora levada de bonde no mesmo dia e estava apresentando uma crise de agitação. Não reconheço Ivana (eu a atendera apenas uma ou duas vezes antes da sua alta) e lhe pergunto toda a sua história sem ter acesso ao prontuário. A primeira coisa que me diz é que sua mãe está detida na mesma unidade e, se ela não voltar logo para lá, a mãe vai ficar muito preocupada. "Por isso estou nervosa, doutora." Aquela mesma mãe que havia falecido anos antes, o que a levou à Febem, pude saber depois, conforme li na minha própria letra no seu prontuário.

Os fatos não precisam ser verídicos para se tornar história, mas, se tenho a esperança de me deparar com a história *de alguém*, esse alguém precisa estar ali, mesmo que inacessível. A mentira sempre tem um sentido, penso agora, e não necessariamente de valoração pejorativa. No entanto, se o único sentido é enganar o interlocutor com o intuito de obter benefícios, então não há história possível que se tire dali — pelo menos não a história daquela pessoa; talvez, sim, a história da enganação. Quando isso acontece, cessa o encontro possível, porque cessa o desinteresse (a desimplicação do verdadeiro interesse, o direcionamento mútuo, "ser-entre" que acontece entre duas pessoas) no qual ele poderia se dar.

Na mesma direção, oposta ao encontro, vão as falas tão comuns que buscam adivinhar o que eu gostaria de escutar em vez de se perscrutar para falar de si; aquelas falas que evitam revelar qualquer coisa de quem diz e até mesmo aquelas em que, por exemplo, eu pergunto sobre a liberdade e escuto as respostas do senso comum: "ir para onde quiser", "fazer o que eu quiser". Justo eles, os quais pensei que tinham tanto a me dizer acerca da liberdade e da sua privação. Talvez eu não tenha perguntado propriamente; ou talvez a prisão também signifique isto: a impossibilidade de refletir.

Cheguei a conjecturar que o aprisionamento, "interrompendo" temporariamente a história de uma pessoa no mundo fora da prisão e oferecendo *tempo* para pensar, pudesse trazer benefícios, arrependimentos, novos sentidos às coisas já dadas. No entanto, isso é muito difícil de acontecer, primeiro porque o mundo lá fora não para, só a história da pessoa que saiu dele. Há um descompasso, sentido e vivido como perda por quem está preso. O filho que andou, a avó que adoeceu, o companheiro de trabalho que subiu de cargo, o pai que morreu, o Natal que passou a cada ano. Não se ganhou tempo para pensar: perdeu-se tempo de viver. Tempo irrecuperável, com consequências também irreparáveis.

O tempo na prisão é morto: não oferece nada que possa ser levado de volta ao mundo lá fora e não é facilmente preenchido para que passe mais rápido lá dentro. Não há quase lazer com que ocupá-lo. Tampouco é um tempo que se dê à reflexão, pois não é qualquer tempo que se dá a isso.

Nicolae Steinhardt, um monge romeno que escreve acerca dos seus anos na prisão em *O diário da felicidade*, diz da dificuldade em lidar com o tempo durante a reclusão forçada: "Tortura sem instrumentos, através do pôr face a face, no vazio, duas entidades: o homem e o tempo puro. Tortura pelo Tempo. O Homem e o Tempo, nada mais que isso: enchê-lo!".

Homem de muita fé, Steinhardt conseguiu enxergar a possibilidade de que a prisão pudesse engrandecer as pessoas. Ele diz que o sofrimento do tempo preso poderia ter sido útil se aumentasse depois nas pessoas sua capacidade de amar, que ele chama "poder de amar". Isso aconteceu com ele.

Contudo, segundo creio eu, os benefícios que Steinhardt teve foram proveito da sua fé, e não da prisão. Não conheci ninguém, nos anos em que trabalhei no CHSP, que tenha se tornado uma pessoa melhor, seja qual for o significado disso, pelo fato de estar preso ou por qualquer experiência decorrente unicamente do aprisionamento.

Se há quem possa se beneficiar da experiência da prisão, isso se deve a características anteriores ao encarceramento, e essas pessoas poderiam se tornar versões melhores de si mesmas em qualquer situação.

Retalhos

Este lugar já me descolou de mim tantas vezes.

Já me pesou nos ombros, já me molhou os olhos, já me fez soltar o ar ao sair com tanto alívio como se nas horas lá dentro eu estivesse sem respirar.

Me fez perguntar o que é ser humano, me fez perguntar o que é ser eu.

Fábio (e tantos outros) guardava maconha na escara, ferida putrefata aberta no seu quadril por causa da imobilidade das pernas paraplégicas. Renato guardava o celular na bolsa de colostomia, cercado de fezes: qualquer coisa para se comunicar com o mundo de fora.

Diego olha, no leito ao lado, a escara aberta do seu companheiro de infortúnio. Na ausência de espelho, olhar a ferida do outro é a maneira que resta de olhar a própria.

Pessoas cujas vozes reincidimos em não escutar.

Romildo apanha de dois seguranças porque saiu correndo do seguro quando abriram a porta. Estava sendo perseguido, seus delírios diziam. Estava sendo perseguido, os seguranças confirmavam. Delírio e realidade dando as mãos. A camiseta branca rasgada, as costas com vergões vermelhos, o braço inchado. "Tem que levar pra fazer exame de corpo de delito", um colega me diz. Quem vai escoltá-lo (pois o preso só sai dali escoltado), a própria segurança que o agrediu?

Jeitos de nascer

Donamingo novamente chorou. Não aguentaria ter um bebê na prisão. Era estranha demais a ideia de que algo pudesse nascer do seu corpo naquelas circunstâncias.

Via a barriga crescer como se a cada novo centímetro voltasse a saber, repetidas vezes, da sua gravidez, sempre com o mesmo assombro.

"Eu fiquei grávida uma noite antes de vir pro Brasil", ela afirma com absoluta certeza. Estar grávida era, para Donamingo, uma notícia surpreendente e, naquele momento, triste: não havia com quem pudesse compartilhá-la. Era um segredo compulsório e invertido: os seus de nada saberiam, enquanto as pessoas estranhas que passaram repentinamente a compor seu cotidiano viam crescer a barriga desconhecida.

Era também como se crescesse no seu ventre o que poderia ligá-la à sua terra, à sua família: o filho do seu companheiro, irmão da sua filha, concebido quando se despedia da sua vida para rumar, sem saber, à vida a que agora se restringia. Pouco espaço, poucas cores, poucos jeitos de tornar cada dia diferente do outro — a vida que lhe cabia viver numa penitenciária feminina do sistema carcerário brasileiro, onde nada do que a rodeava poderia remetê-la a si mesma.

Tudo era novo, tudo era distante.

Precisava entender, um pouco que fosse, as leis desconhecidas pelas quais foi julgada, precisava aprender o jeito de ser das pessoas daquele país com uma língua que soava tão diferente a ponto de parecer outra; precisava compreender o clima, o ar, a comida que lhe chegava todos os dias com o mesmo tempero pela abertura da porta da cela; precisava conhecer as regras da cadeia, sua hierarquia, sua linguagem, seus códigos.

Não tardou a perceber que tudo é difícil dentro da prisão. Para tudo eu tenho que me esforçar, ela me dizia enquanto ainda estava presa. Lavar roupa, limpar celas, doar sua comida — ainda que ela soubesse que devia alimentar também o bebê que avolumava sua barriga — eram etapas necessárias para conseguir fazer qualquer outra coisa. Logo aprendeu que quem não tem visita precisa se virar de outras formas. Ela não só não tinha visita, como não tinha nenhum meio de se comunicar com Guilen e Muxima.

Quando estava na prisão, Donamingo me dizia com muita dor que sua filha devia achar que ela a abandonara.

Agora ela me diz, com uma dor do mesmo tamanho, que foi abandonada por Guilen.

Percebeu que era forte. Na verdade, sempre soubera disso por causa do olhar orgulhoso da sua avó. Contudo, na prisão precisava ter notícia diária dessa força para se alimentar, para contar os dias, para começar a entender que o amor àquele que crescia no seu ventre era a melhor versão possível de si mesma.

Os dias passavam, Donamingo ia aprendendo o jeito de as pessoas falarem, ia se adaptando às regras, acariciava a barriga em que crescia sua esperança — ela não sabia de quê, mas era uma esperança.

Donamingo voltou até a sorrir. No entanto, os estranhos à sua volta — que iam pouco a pouco deixando de ser estranhos — presenciaram sua barriga crescer por menos tempo que o previsto.

Quatro meses e 24 dias depois de ser concebido, Zaki nasceu.

Ali também se sorri

Gleice estava na ala das puérperas, no chamado trânsito-amamentação, que proporciona seis meses à mãe e ao filho juntos. Depois dos seis meses, o filho é entregue a alguém que possa cuidar dele — com sorte, um familiar. No caso de Gleice, filhos: ela foi presa quando levava alguns meses de gravidez de gêmeos. Por furto. Ré primária. Mãe de outros três filhos, além dos dois que acabara de ter e dos quais tinha de cuidar sozinha, com o eventual auxílio das companheiras de ala. Mas era difícil pedir ajuda. Esmerava-se em cuidar deles sozinha. O pai das crianças, preso. Os bebês sempre bem-arrumadinhos, cabelinho penteado, roupinha combinando. Um deles com diagnóstico de fibrose cística, uma doença genética que na melhor das hipóteses o deixará viver até os trinta anos. Acho que ela ainda não sabe disso. Ou pensa que até os trinta há muito ainda a se viver — ela, com 24, já tem cinco filhos.

O esforço diário para cuidar dos bebês num ambiente tão hostil foi tornando Gleice novamente uma pessoa triste. Ela estampava uma cicatriz de faca como lembrança da vez que tentou se matar, mas agora não pensava nisso porque precisava cuidar dos filhos. Mas definhava, e não comia, e não dormia, mesmo quando eles dormiam. Parecia que toda a sua energia era direcionada a eles, que estavam limpos e sempre bem cuidados enquanto ela às vezes nem sequer tomava banho.

Começou a ser atendida e medicada por mim em razão do seu quadro depressivo, e teve momentos de melhora, e teve momentos de piora: havia coisas que nenhum remédio podia alcançar. Seu filho, já fragilizado pela fibrose cística, padecia de infecções recorrentes, e alguém levantou a suspeita de que ela pudesse não estar cuidando bem dele (alguém da equipe de atendimento: as ameaças ali podem vir de todos os lados). Quando soube que aquilo a que se dedicava com tanto afinco era questionado, desorganizou-se. Se cuidar dos filhos era a única coisa que podia, conseguia e sabia fazer! Se comia pouco, passou a não comer. Se dormia pouco, passou a não dormir, angústia pura diante dos olhos de quem a visse. Olhos que agora Gleice acreditava que pousavam sobre ela apenas para julgá-la.

Eu, atendendo-a como psiquiatra, me vi paralisada. Como devolver a ela a possibilidade de confiar em qualquer coisa, em qualquer pessoa, em si? Conforme passavam os dias, o que havia sido dito corria o risco de se tornar verdade. Os boatos aumentavam, e sua veracidade também. Sem conseguir pensar em alternativas, fui conversar com a diretora clínica do hospital, a dra. Tatiana.

Foi aí que algo se deu.

Depois de entender o que estava acontecendo, Tatiana decidiu que chamássemos Gleice para conversar. Toda a equipe que a atendia sentou-se em volta de uma mesa numa sala do corredor de atendimento, fora da ala. A assistente social, a chefe de enfermagem, a psicóloga, a psiquiatra (no caso, eu), a terapeuta ocupacional, a diretora clínica do hospital. Simplesmente para dizer a ela que nós sabíamos que ela cuidava bem dos seus filhos.

Tatiana foi ela mesma à ala das puérperas chamar Gleice, que apareceu na sala apavorada, os dois filhos no colo e os olhos arregalados percorrendo uma a uma de nós sentadas em volta da mesa. "Coisa boa não pode ser", disse, certa de mais uma dor para se juntar às suas. Sua feição demorou para mudar mesmo depois de alguns minutos escutando o que tínhamos a dizer, como se relutasse em acreditar que era algo que a favorecia. Isso nunca havia ocorrido!

"Nós sabemos que houve um mal-entendido, Gleice. Nós sabemos que você cuida bem dos seus filhos, que você cuida muito bem deles e se esforça muito para isso." Ela sorriu, e chorou, e não acreditou. Só porque lhe dissemos: você está certa, você tem razão. Talvez tenha sido a primeira vez que algo assim chegou aos seus ouvidos. Todas tínhamos os olhos marejados e aquela sala era muito maior que o tamanho que tinha. Éramos iguais, todas nós, as que estavam ali para trabalhar e a que estava ali cumprindo uma sentença. As que tinham estudado e a que não tinha. As que se acostumaram a estar certas e a que se acostumou a estar errada. Todas sentadas em volta da mesa, os bebês já no colo da terapeuta e da psicóloga enquanto Gleice escutava. Sim. Algo novo havia ocorrido.

Gleice saiu da sala caminhando diferente simplesmente porque foi reconhecida. Todas que estávamos na sala saímos caminhando diferente simplesmente porque nos reconhecemos ao reconhecer.

Gleice voltou para a ala. Tatiana ficou no corredor, os olhos úmidos, lembrando-se da apresentação do seu filho na escola no dia anterior (era fim de ano). Gleice provavelmente nunca verá nenhum dos seus cinco filhos fazendo apresentações de final de ano na escola. Mesmo que cuide tão bem daqueles que estão no seu colo. Dos outros três, esteve impedida por um tempo de cuidar. História que aí já não é necessariamente de Gleice, mas de quase todas as mulheres presas, e dos homens presos que tampouco conhecem os filhos. Inaugurando já a falta nos filhos — falta que, moto perpétuo, talvez venha a ser um ingrediente da receita, às vezes complexa, às vezes simples, de como ser preso.

Há fins que não são tristes; não é o caso deste

Os vinte anos de Alex não foram suficientes para que ele perdesse a cara de menino. Bastaram apenas para deixá-lo paraplégico. Tiro da polícia.

Estava no CHSP para reabilitação motora e para cuidar das escaras, as feridas que aparecem na pele de quem fica muito tempo numa só posição.

Tinha sido preso por tráfico. Réu primário. Quando o conheci, estava havia um ano e oito meses na cadeia. Antes, era ajudante de pedreiro, trabalhava com o pai, que, junto com a mãe, visitava-o assiduamente, duas vezes por semana, toda quarta e domingo.

Tinha três irmãos e um olhar profundamente triste.

Com o esforço dos pais que lhe pagaram um advogado, foi solto. Foi para casa.

Um funcionário da limpeza que morava perto de Alex trouxe a notícia da sua morte, alguns meses depois, por infecção das escaras.

Insistência

Zaki nasceu prestes a morrer, pequeno demais para o mundo, frágil, apenas resquícios de humano. Precisou ficar três meses e três semanas na incubadora de um hospital "da rua", longe da mãe — a única coisa, além daquele esboço de corpo, que era sua.

O prognóstico: seria difícil sobreviver.

Nascido de mãe presa, desterrada, longe do lugar da sua família, talvez a existência de Zaki se devesse justamente a essas condições. Donamingo havia feito alguns abortos antes e, se tomasse conhecimento da gravidez ainda em Angola, onde a interrupção da gestação é legalizada, Zaki muito possivelmente teria tido o mesmo fim — as condições de vida não estavam melhores para que justo dessa vez ela decidisse diferente.

Donamingo, longe de Zaki, que havia nascido muito antes do tempo e muito pequeno, também minguava. Seu corpo magro encolheu com os músculos, que se endureceram mais, e com o apetite, que sumiu.

Era só um fiapo de vida o que a segurava em pé. Um fiapo dentro de uma incubadora, num hospital longe da penitenciária onde ela estava.

A cada duas ou três semanas ela passava quarenta minutos com ele. Era por esse tempo que vivia, o resto das horas era angústia. "Estava muito difícil, eu podia morrer porque ele não estava bem", ela diz. "Mas Deus é muito bom na minha vida."

O trajeto até o hospital em que Zaki estava, apesar do bonde, do enjoo, da asfixia, era esperado como se fosse o único que tivesse na vida. E era: se Zaki não sobrevivesse, Donamingo dizia que tampouco sobreviveria.

Quarenta preciosos minutos a cada duas ou três semanas. Ela guardava o afeto na cara fechada, no silêncio.

Toda vez que chegava diante dele, o tempo parava: ele estava vivo, uma surpresa que iluminava toda a distância. Tocava-o, olhava-o menos minguado, mas tão frágil, ainda tão resquício de si mesmo. Tão pequeno e já com tanta história, mas tão distante da própria história, naquela incubadora de calor artificial enquanto o abraço de Donamingo precisava seguir vazio.

O pai de Zaki não sabia da sua existência, nem a irmã. O consulado de Angola ainda não havia conseguido entrar em contato com eles. A vida, para Donamingo, tinha de ser apenas o que se passava à sua frente: a presença curta do filho, que ela tentava expandir para durar na ausência. Guilen e Muxima eram ausências longínquas demais, remotas, presentes apenas numa memória muda, no entanto vívida por trás dos gestos, por trás de cada gesto daquela mulher alta e forte, mas tão menor que si mesma.

O medo da notícia repentina da morte do filho era constante. Cada momento era incrustado dessa terrível possibilidade, e se acontecesse de Zaki não aguentar, ela não teria nem como saber de imediato. Cada som a sobressaltava, cada instante de sono era uma conquista provisória à exaustão, toda ela se voltava para os barulhos em volta que pareciam poder anunciar a qualquer momento a morte do filho. Não conseguia comer. O tempo era uma matéria espessa por onde transitavam os sons, todos ameaçadores e distorcidos.

Quando estava diante dele, no entanto, o tempo se dissolvia. Ela cantava, ela o tocava, ele estava vivo e ela também.

Zaki vingou. Depois de quase quatro meses, ainda mirrado e amolecido, como se todo o seu tônus estivesse fora dele, na sua mãe, ele saiu da incubadora e, depois, do hospital. Sua nova casa era dentro dos braços de Donamingo, um calor de verdade, embalado pelo som constante da sua voz — dentro da prisão, na ala das puérperas do CHSP.

Insistência II

Messias, caminhoneiro de 64 anos, está preso há mais de uma década porque atropelou uma pessoa e não a socorreu. Tem um monte de filhos, diz, espalhados por aí, mas não tem contato com nenhum. Não recebe visita nem muita notícia da família. "Faz que vem e não vem", reclama.

Na prisão, teve um derrame que o deixou cego e o fez perder o movimento das pernas. Faz tudo com o auxílio da enfermagem: banho, locomoção, alimentação.

Comecei a atendê-lo porque apresentava sintomas depressivos. "Não tenho prazer em nada, tenho vontade de chorar o tempo todo e de dar um fim logo a essa minha vida", dizia. Melhorou rápido com uma dose baixa de antidepressivo. Agora, toda vez que entro na enfermaria e pergunto como está, ele sorri e diz: "Tô vivo!". E isso é bom, Messias, estar vivo? "É maravilhoso, doutora. Eu não enxergo, mas escuto!"

Para mim, é mais fácil compreender seus sintomas depressivos anteriores, mas não consigo deixar de me emocionar com a esperança mais pura e verdadeira, a vazia.

A memória impossível

"Eu não me lembro", diz aquele homem de trinta e poucos anos, tapando o buraco da traqueostomia para falar, um pouco abaixo do corte suturado que lhe atravessa o pescoço. Viúvo pelas próprias mãos antes de com elas tentar cortar as jugulares, Breno só sabe daqueles momentos o que lhe contam, o que leu no seu processo e o que ficou marcado no corpo. Devido ao tempo de coma, ainda não consegue andar, tem escaras na pele e só fala com a ajuda do polegar no metal que lhe atravessa a traqueia. Fora a dor.

Talvez fosse a única maneira de estar ali. "Ainda não caiu a ficha", ele mesmo intui. "Pra mim, é como se fosse só uma internação hospitalar."

Tinha uma profissão estável, morava com o filho mais novo e a esposa, e cruzava os dias sem nunca suspeitar que era da própria vida que surgiria a maior ameaça a ela mesma — levada a cabo de maneira impensável (mas absurdamente comum, com o nome de feminicídio) dentro de quatro paredes. Tudo continuaria numa rotina comum se não fosse uma madrugada em branco que exterminara tudo que ele já havia feito de si.

Seu silêncio gritava a mim. Não havia acesso, e os atendimentos, por meses, eram curtos, rasos, aberrantes.

Um dia, houve um lampejo. Passava na televisão da enfermaria um programa de futebol. Perguntei qual era seu time e, em seguida — uma conversa qualquer —, como havia sido vê-lo campeão. Ele inexplicavelmente começou a chorar. E disse que havia sido na madrugada da comemoração do título que tudo acontecera.

Aquilo era como um buraco numa calçada que atravessávamos todos os dias e que nos levava de repente ao outro lado do mundo. Tentei escutar o melhor que minha surpresa permitiu. No próximo atendimento, porém, já não havia na calçada buraco algum.

Cheguei a crer, numa das ridículas profecias de quem tem dificuldade em dar tempo ao tempo, que ele se manteria para sempre em dissociação com a própria história, escrita com o horror das próprias mãos e logo apagada.

Até que um dia ele me acenou do outro lado do mundo — o lado em que talvez eu desde o início estivesse, capaz, só então, de compreender algo daquilo tudo através da dor que ele enfim se permitia ou era capaz de sentir.

"Estou mais ou menos", ele me dizia por trás das lágrimas. Enfim, as lágrimas.

A tristeza chegara e com ela seu próprio espanto diante do ocorrido, diante da amnésia, diante dos estilhaços de vida sobre os quais ele se equilibrava havia alguns meses. Por que agora?, eu tentava entender. Talvez a ansiedade pelo julgamento, ele mesmo procurava explicar. Ou talvez a avó. "Minha avó é como minha mãe, sempre fui seu preferido", conta. Ele recebera fazia alguns dias, na visita de uma tia, a notícia de que ela estava muito mal de saúde.

Não foi a primeira vez que me chamou a atenção, naquele hospital penitenciário, a dor de não poder presenciar ou acompanhar a morte de alguém significativo, ou, no outro extremo, seu nascer e crescer.

Breno, com a iminência da morte da avó, reencontrara o que, calado, já vinha doendo. Como se, ao ver a claridade de uma luz, reconhecesse nela mais que a possibilidade de luzir: algo que em si também já luzia, mas que desaprendera a reconhecer. Só que tudo isso ao avesso: não era luz, mas treva o que ele reconhecia. O nefasto, o trágico no qual se degradara sua vida através das próprias, atrozes mãos — que ele usava para tapar o buraco da traqueostomia fazendo-se ouvir.

"Nada justifica o que eu fiz", conclui depois de contar que suspeitava que a esposa o traísse. Pura dor, enfim. Chorava de saudade dos filhos. "Estou preso", reconhece, apreende pela primeira vez. "Estou na cadeia, não no hospital. Eu tinha o sonho de ter uma família. Meus dois primeiros filhos não foram planejados. O último, sim. Queria estar com ele e com minha esposa a vida inteira. Nunca imaginei nem por um segundo que seria preso."

"Antes, eu estava me escondendo da realidade", admite. "Fugia do assunto, dizia que tinha sido um acidente quando apontavam pro corte no pescoço. Agora, converso mais, falo do que aconteceu. Percebo que algumas pessoas se assustam, principalmente as mulheres. E tem o Edu", ele conta.

Conversam muito, riem. Será essa conversa, espalhada nos dias, sempre possível — já que se encontram lado a lado na enfermaria —, mas só às vezes escolhida, será essa conversa multiplicada à dor da possível morte da avó o leito onde Breno pode afinal se deitar para sentir a dor que já lhe doía? Será que a presença significativa de quem o ouvisse permitira a ele transmutar a opacidade da falta de som, o vazio, em silêncio, um silêncio capaz, enfim, de fecundar sua dor? Aquela presença era mesmo significativa? Haveria a possibilidade de alguma presença significativa em qualquer tempo, passado ou futuro, da história de alguém que foi capaz de matar? Matar alguém significativo; ou seria justamente a significatividade que morrera junto daquela morte real, crua, devastadora?

Embora Breno comparecesse às sessões de fisioterapia para que voltasse a andar (a causa da sua paraplegia era reversível), algo impedia sua evolução. Os fisioterapeutas o descreviam como preguiçoso. Fazia os exercícios indicados, mas faltava alguma coisa. Assim como quando ele conversava comigo, não pela impossibilidade de dizer em voz alta as palavras. Era outra coisa que faltava, não a voz afetada pela traqueostomia.

O que era aquela falta?

A falta da sua própria vida? A falta de perdão?

A falta que já havia, sem a qual ele nunca poderia ter matado ser humano algum, e que continuava ali, muda, se exibindo apenas em indícios através do seu não andar e do abafamento da sua voz?

Não há futuro, se o que ele diz esperar ao sair é lutar pela guarda do filho, que está com os avós maternos e no dia em que perdeu a mãe dormia a poucos metros de tudo. Sente-se rasgado pela saudade do filho, expandida para sua família, impedida de ver o menino pelos avós que cuidam dele. Sente falta da esposa, admite, relutante. "Estávamos juntos havia cinco anos, como não vou sentir falta? Jamais pensaria que pudesse fazer uma coisa dessas." Estavam bem, no fatídico dia. Você sente vontade de morrer?, eu lhe pergunto. Hesita. E diz que não, mas não entende por que não morreu quando tentou se degolar.

O que ele não entende ainda, eu sem querer penso, é que ele morreu. E que, se em algum momento lhe for possível morrer a morte já morrida, poderá, então, talvez, talvez— talvez —, renascer. Como você prefere estar, assim triste ou do jeito que estava antes de ter "caído a ficha"?, eu pergunto. Depois de pensar, diz que não sabe. E conta, em seguida, uma conversa com a tia. "Se fosse sua filha, tia, você ia querer a pena mínima? Ia querer a máxima, né? Estou me preparando pra pena máxima. Eu quero a mínima, mas estou me preparando pra máxima."

Um dia, ao entrar para o atendimento, não encontrei Breno no seu leito. "Recebeu alvará, doutora", diz Edu, do leito ao lado, um sorriso de olhos molhados no rosto.

Breno conseguira liberdade provisória, apesar de o crime pelo qual foi acusado ser homicídio. Talvez por ser dos poucos presos que conta com um advogado particular; talvez porque o laudo da causa da morte da esposa concluísse que não foram as seis facadas desferidas contra ela e sim a asfixia pelo vômito que a matou; talvez porque se encontrasse impossibilitado de andar e de se lembrar do que acontecera; talvez por ser homem e ter matado uma mulher. Talvez, para a justiça, por todas essas causas juntas.*

---

* Aprendi no CHSP, graças a Marcia Rodrigues Setúbal e Tatiana Ramos Malavasi Sales, que o crime de homicídio possibilita liberdade provisória em muitos casos quando a vítima é específica, ou seja, quando não há motivos para o cometimento de um novo crime, interpretação diferente da que se dá a crimes contra o patrimônio (roubo e latrocínio), cuja vítima pode ser qualquer um.

De flor no cabelo

Wilma ocupou durante meses uma sala no corredor do ambulatório.

Eu passava diante da porta sempre aberta, procurando uma sala livre para atender, e lá estava ela, sempre quase deitada (a cama um pouco inclinada), imóvel, imensa, coberta com o lençol branco, sempre com a mesma feição (o rosto na transversal), olhando o nada.

Quando essa mulher vai sair daí?, eu pensava, questionando também por que ela tinha de ocupar a melhor das salas do corredor, na frente da sala da enfermagem.

Ela não podia permanecer na ala com as outras presas porque já tinha recebido alvará de soltura (nunca cheguei a saber qual o motivo da sua prisão), mas tampouco podia ir embora porque não tinha condições clínicas para receber alta e não havia ninguém, nem família, nem amigos, que pudesse se responsabilizar por seus cuidados.

A enfermagem dava comida, banho, trocava o lençol, todos os dias, por meses.

Por séculos, parecia.

Até que um dia eu vi a sala-de-consultório-casa-de-Wilma vazia.

Será que morreu?, foi meu primeiro pensamento. Não: pouco depois, na mesma manhã, eu a vi sentada numa cadeira de rodas, sem lençol, perto da porta de saída reservada a quem não está preso — ela iria sair por ali, não pela porta da inclusão, reservada aos presos. O rosto aprumado, o olhar atento, prestes a respirar o ar da rua (ainda que por pouco tempo, pois seria apenas transferida para outro hospital).

Vestindo roupas — ver de roupa colorida alguém a quem só se tinha visto de uniforme é impactante (e aconteceu pouquíssimas vezes ao longo dos anos de trabalho no CHSP): enfim equipara pessoas que sempre foram iguais, mas que estavam, ambas, fantasiadas de diferentes.

Ainda imóvel, mas com uma flor azul no cabelo e quase um sorriso no rosto congelado.

Quase livres

Murilo, jovem, paraplégico, falante e atento; Jade, uma senhora que não anda e quase não fala depois do derrame que lhe desarticulou as palavras. Duas pessoas sem semelhança alguma além do fato de estarem presas às suas camas e àquelas grades, mas com um destino provisoriamente comum.

Assim como Wilma, a mulher que ocupou por uma eternidade um dos consultórios do ambulatório, eles receberam alvará de soltura mas não têm para onde ir. Estão no limbo do CHSP: não podem permanecer nas alas com os outros presos porque, segundo a justiça, já estão em liberdade, no entanto, não têm capacidade de cuidar de si mesmos fora da prisão para receberem alta.

A condição de saúde de ambos exige cuidados de que familiares poderiam dar conta, mas, como falta qualquer membro da família que se ofereça para isso, ali permanecem eles, dia após dia, e à angústia de continuarem presos soma-se a de terem sido abandonados por todos os seus conhecidos.

Talvez fosse melhor, penso, nunca terem recebido o alvará: a alegria adiada pelo abandono me parece mais difícil de aguentar.

Dois é muito mais que um

Quando Donamingo e Zaki chegaram ao CHSP para o trânsito-amamentação — ainda que o leite dela já tivesse secado havia semanas por falta de quem o tomasse —, ambos estavam quase desnutridos. Ou nem isso: o bebê, com tal atonia muscular e falta de vigor, era como se nem tivesse se constituído. Tinha de mamar em pé porque aspirava o leite: seu corpo amolecido era incapaz de cumprir mínimas ações básicas além de respirar.

Todos os profissionais que o acompanhavam — pediatra, terapeuta ocupacional, enfermeiro — avaliavam que ele tinha um déficit cognitivo-motor grave, muito dificilmente superável. Uma história triste com um fim equivalente.

É o que todos esperavam.

Contudo, o encontro entre Donamingo e seu filho inaugurou surpresas. Zaki, com toda a sua frouxidão, era dia a dia acolhido por Donamingo e sua habitual rijeza. Ela falava e cantava para ele na língua da sua avó, bisavó dele. Ela o abraçava e cuidava dele. Fazia sons estranhos que ressoavam pelo pátio da ala das puérperas dos quais ele parecia gostar muito. Pouco a pouco, os músculos de Zaki ganhavam tônus, enquanto a rigidez dos dela se dissolvia no carinho que confiava a ele. Grama a grama, ambos ganhavam peso, olhar a olhar, som a som, eles construíam um mundo que pudesse lhes caber, um oásis de pertencimento mútuo em meio àquela terra sem terra, tantas vezes limitada, tantas vezes estrangeira. Ganhavam força, ambos, a partir do seu encontro.

Donamingo lavava a roupa do filho e dos filhos das outras mulheres para ganhar peças para Zaki, já que não recebia visita que pudesse trazê-las. Começou a entender a língua falada por todas à sua volta.

Eles sorriem. Zaki arregalava os olhos agora ávidos para ver ao redor. Crescia. Era a alegria de Donamingo, que no entanto sentia uma grande culpa. "Eu não tinha como falar com as pessoas da minha família, minha filha achava que eu abandonei ela", seu sotaque carregado de Angola me diz. Agora, já não chora. No entanto, na ala D, entre lágrimas, repetia a si mesma e a quem lhe perguntasse que não era bandida. Fizera algo errado porque precisara, e insistia que não sabia direito o que estava fazendo. "Eu nunca tinha sido presa antes, e nunca mais vou ser."

Uma rotina se organizava: cuidar do filho, cuidar da cela, como se a partir do cuidado a cela pudesse virar casa; lavar muita roupa para cuidar do filho, ficar triste, ficar cansada. Tudo é difícil. "Nada vem de um jeito simples, pra fazer qualquer coisa eu preciso fazer outra."

No entanto, tudo ficava difícil mesmo quando Zaki adoecia e precisava ser levado a outro hospital, porque no CHSP não havia enfermaria de pediatria. Isso acontecia com alguma frequência: seu pulmão nascido prematuro era frágil. Ela se transformava, a cara se fechava, de novo endurecida, pouquíssimas palavras. Esperando más notícias a qualquer momento, rememoração de quando ele ainda estava na incubadora. A espera insuportável.

Foi num desses momentos que conversei com Donamingo pela primeira vez.

Homens

Quando digo que trabalho num hospital penitenciário misto, a primeira coisa que me perguntam é se os presos me respeitam. Antes eu respondia que sim, que era muito raro alguém mexer comigo.

Depois, mudou a maneira como acontece o trânsito dos pacientes da unidade prisional em que estão para o CHSP. Antes, eles iam de cada unidade direto para o hospital, geralmente de bonde, às vezes de ambulância, mas, por falta de escolta, quase metade dos pacientes marcados acabava faltando. Agora, para evitar tantas faltas às consultas de ambulatório, eles vão das suas unidades para o Centro de Detenção Provisória IV de Pinheiros, onde ficam por vários dias até que haja um número bem maior de pacientes, que então vêm todos de uma só vez.

A "sala de espera" para consulta no hospital penitenciário é um espaço separado do corredor por grades, a gaiola. Todos o chamam assim: os presos, a segurança, a equipe de atendimento. Há uma gaiola de cada lado do corredor. Depois que aumentou o número de presos para o atendimento do dia, eles ficam amontoados, espremidos, uns vinte, trinta, num espaço confortável para metade disso, chamado — sim, gaiola. E desde que estão ali em maior número, abarrotados, com a cara nas grades, segurando-as com os braços os que estão na frente, empurrados pelos de trás, sempre que passo por ali, mesmo vestindo avental por cima da roupa, escuto, vindo de ambos os lados, sussurros, percebo olhares ávidos, ouço vozes bestiais, que depois deverão se conter quando seu dono estiver sentado diante de mim, cara a cara, para o atendimento médico.

Ah, mas são presos, alguém poderia dizer, por isso eles agem assim: são pervertidos, fora da lei, sem limites. Eu perguntaria a quem me dissesse isso: por que então, quando entro na ala em que estão internados, em grande número também, mas não na gaiola, eles não agem dessa forma?

Por quê?

Por causa da gaiola.

Pelo que não se agradece

Certo dia, um paciente perdeu a distribuição do almoço porque, quando os funcionários que entregam a comida vieram, ele estava em atendimento. Os presos geralmente guardam o marmitex para os companheiros que estão sendo atendidos, mas daquela vez não o fizeram.

O paciente que ficou sem almoço provavelmente continuaria sem ele, não fosse alguém que resolveu parar e escutar um dos inúmeros pedidos feitos constantemente através das grades da gaiola ("chama a assistente social, doutora", "me dá um cigarro, segurança", "tô com dor de cabeça, enfermeira", e por aí vai) e se dar ao trabalho de pedir à equipe de nutrição que providenciasse mais um marmitex.

Pouco depois, o paciente, agachado, comendo o marmitex apoiado nos joelhos, chama de dentro da gaiola a pessoa que o atendera antes e agradece: "Obrigado por tratar nós como gente".

Hospital-prisão, prisão-hospital

No CHSP, as diferentes equipes de saúde abordam de jeitos distintos o fato de os pacientes se encontrarem não apenas doentes, mas também presos. A maioria dos médicos não pergunta nada sobre o crime ou a sentença da pessoa que vai atender; a consciência desses fatos pode, segundo creem, afetar a qualidade do atendimento mesmo de modo inconsciente.

A equipe de saúde mental não tem essa opção: precisa perguntar. São informações importantes para nossa avaliação. O crime que levou aquela pessoa à prisão, se é a primeira vez que está presa e como ela lida com o que fez e com sua sentença dizem muito sobre sua história.

Meu jeito de perguntar, no entanto, mudou com o passar dos anos. Antes eu questionava a cada um, por exemplo, a quanto tempo de prisão havia sido condenado, até que alguém me respondeu: "Condenado, não, doutora. Quem condena é Deus. Minha sentença é de sete anos".

Uma cirurgiã, certa manhã, saiu do centro cirúrgico sem conseguir realizar o procedimento com o qual estava mais que familiarizada. Trêmula, mal conseguia explicar aos colegas que tinha reconhecido no paciente que estava prestes a operar o homem que a mantivera sequestrada por algumas horas, meses antes. Mundos, dentro e fora, que ali se encontram.

Mundos que se encontram ali, dentro daquele mundo, são também as já complexas instituições hospital e prisão, cujo encontro parece multiplicar a complexidade de cada uma. Rotinas e pressupostos diferentes fazem com que o contato entre as respectivas equipes tenha pontos conflitantes no dia a dia. Médicos, psicólogos e terapeutas ocupacionais que chegam às sete da manhã, por exemplo, precisam esperar até as oito, horário estipulado pela segurança, para iniciar os atendimentos dentro das alas, e necessitam ser acompanhados por um ASP, que fica ali perto, quase sempre escutando o atendimento ou até fazendo comentários sobre o que o paciente diz. Com certeza a presença do agente de segurança interfere no que é dito. Alguns pacientes mentem com relação ao uso de drogas no hospital: a mera presença do ASP transforma o que poderia ser uma fala implicada na confissão de um crime. E se já é difícil dizer intimidades diante de uma só pessoa num atendimento, diante de outra que está ali apenas para vigiar é muito mais.

Há manhãs em que a equipe de segurança decide fazer blitz, revistando minuciosamente todos os leitos e os pacientes em busca de coisas proibidas. Enquanto esse procedimento é realizado, não se pode entrar nas alas, nem ao menos para fazer a avaliação diária dos pacientes internados.

Muitos pacientes não comparecem ao atendimento fora da ala, nos corredores de atendimento, porque os ASPs os impedem de sair por estarem com a barba malfeita ou desrespeitando de alguma outra forma as regras estipuladas.

A alta, ao contrário do que ocorre nos hospitais comuns, não deve ser anunciada, já que supostamente há risco de organização de fuga, apesar de o trânsito dos pacientes sempre se dar com escolta policial. E quando a alta acontece, muitas vezes o paciente fica dias ou até semanas a mais internado, esperando o bonde da sua penitenciária de origem, às vezes de alguma cidade localizada a horas de distância dali.

Há momentos dramáticos causados pela simultaneidade entre prisão e hospital. Certo dia, fui chamada para atender um paciente bastante agitado trancado na sua cela, agredindo violentamente a si mesmo e quebrando o que encontrasse ao redor, e tive de esperar intermináveis minutos até que alguém da segurança estivesse disponível para abrir a tranca. Num hospital comum, a equipe médica e de enfermagem provavelmente agiria mais rápido e medicaria o paciente para acalmá--lo. Esperar diante de uma porta trancada, vendo através da abertura da porta alguém se machucando, é o ápice da sensação de impotência.

Se há complexidades no encontro entre a prisão e o hospital, há outras já no âmbito da segurança. A visão que os internos e a equipe de segurança têm de si é mutuamente estereotipada e raramente deixará de ser. As relações entre presos e ASPs são relações entre pessoas sujeitas ou tendo de sujeitar outras a inúmeras regras; pessoas que se encontram num mesmo lugar ocupando, de cada lado, posições opostas. O tempo de convívio, que torna possível o surgimento de afeição de ambos os lados, também faz da relação entre os presos e a equipe de segurança (e também a equipe médica) algo difícil de simplificar.

O fato de ambas as equipes que têm contato direto com os presos, a de saúde e a de segurança, entrarem e saírem diariamente tem um papel importante na vida de quem está confinado — assim como estar diante do confinamento é importante para quem entra e sai todos os dias. Tenho a impressão, às vezes, de que ao entrar levo comigo um pouco do lado de fora — e me refiro apenas ao que é permitido carregar para dentro: olhos que olharam um céu mais amplo, ouvidos que escutaram notícias vivas, roupas de cores diferentes, rosto marcado pela diversidade do que presenciou. O infinito das possibilidades de quem entra, mas sai, é maior que o infinito das possibilidades de quem deve permanecer, por mais absurdo que pareça os infinitos terem tamanhos diferentes. Mas têm, e no entanto continuam infinitos. Por isso suspeito da sensação que me invade ao deixar aquele lugar, a sensação de que, da próxima vez que eu entrar, tudo estará do mesmo jeito. Apesar de que ali se vive, apesar de que ali se morre. Apesar de que eu, a cada vez, mesmo sem perceber, saia de um jeito diferente do qual entrei.

Donamingo, Natalia

Pediram que eu atendesse Donamingo porque talvez ela estivesse deprimida. Avisaram: pode ser que ela relute em falar.

Naquela manhã, chamei-a para atendê-la no corredor psicossocial. O filho estava internado por complicações pulmonares: chiado, pneumonia, não me lembro bem.

Do rosto de Donamingo é impossível eu me esquecer. Do que ela me mostrava dele, na verdade. Ela o mantinha abaixado e virado para o lado, evitando me olhar. Um rosto duro, fechado. De uma pessoa contraída da cabeça aos pés, encolhida, sentindo evidente desconforto por estar ali. O desconforto transbordando, para quem a visse, a certeza de que tampouco em outro lugar ela se sentiria bem.

Tentei explicar o motivo do atendimento: me disseram que você está triste, Donamingo, estou aqui para te ajudar. Mas você precisa me contar o que está acontecendo, me contar algumas coisas sobre você.

"Estou cansada, já falei tudo isso muitas vezes", eu ouvia da sua boca, que se abria como uma porta que alguém segurava com toda força do outro lado. Insisti um pouco, fiz as perguntas de sempre (você está conseguindo dormir?, você está conseguindo comer?), sabendo que, fosse qual fosse sua resposta, claro que a verdade era que não, se nem falar ela conseguia.

Na vez seguinte, Donamingo parecia outra pessoa.

Com Zaki no colo, estava tranquila, os cabelos recém-lavados, sorridente.

Ela já podia me olhar nos olhos, ela já podia falar. Tranquilizava Zaki o tempo todo, ele de olhões arregalados, o sorriso fácil também, querendo comer o mundo através do olhar. No entanto, a vida continuava difícil, "a vida das pessoas é difícil quando você não está trabalhando", ela diz. "Minha família está sofrendo, longe."

A essa altura, Muxima e Guilen já haviam sido contatados pelo consulado de Angola no Brasil. Sabiam onde estava Donamingo e da existência de Zaki, mas isso, apesar de amenizar a situação pelo fato de a filha saber que não havia sido abandonada de propósito, na prática não mudava absolutamente nada. Ela continuava presa, longe deles pelos próximos anos.

"Aqui faz muito frio", Donamingo reclama. "Tudo é difícil. Ter filho na cadeia, você não consegue nada. Uma pessoa normal não pode viver na cadeia. Eu tenho força pra lutar, pra bater até sair sangue, eu sei, se precisar. Aqui não, porque senão dão bonde."

No CHSP ela não tem motivos para bater em ninguém. As pessoas gostam dela e do seu filho. Suas companheiras de ala a respeitam, e Ruth, a agente de segurança do corredor, até apelidou Zaki de Bombom. As enfermeiras e assistentes sociais querem pegá-lo no colo, abraçam-no. Toda a equipe conhece e se sensibiliza com sua história, a história de uma angolana que foi presa e descobriu que estava grávida, de uma mulher que quase perdeu o filho mas o salvou com seu carinho. Todos se sensibilizam com sua força, com a beleza e a esperteza do seu menino, e todo mundo também gosta de ouvir aqueles sons tão estranhos de carinho que ela lhe faz, na língua só deles, na voz grossa, rouca e carregada de sotaque de Donamingo.

No entanto, para ela, tudo continua difícil. Estar presa e estar longe de casa. E a grande dificuldade, a maior e mais terrível, era o medo de que Zaki fosse abrigado. Terminado o tempo de trânsito-amamentação, Zaki deveria sair do CHSP e ser entregue aos cuidados de algum familiar, ou, na sua ausência, como era o caso de Donamingo, a um abrigo.

Quando os conheci, Zaki já passava dos seis meses, mas, como nascera prematuro, seu tempo junto com a mãe pôde ser expandido. O futuro, porém, era incerto.

"Se eu perder meu filho pro abrigo, minha vida acaba. Tudo é difícil. Tenho bom convívio no pavilhão, mas ninguém é amigo de verdade. Não tem família, tem pensamento, não tem notícia."

Eu a olho enquanto ela vira o rosto como no primeiro dia em que a vi, e silencia, com Zaki no colo, sorridente, aumentando a tristeza da mãe e a minha.

Homem rico

Robson está na cadeira de rodas à minha frente. Atendo-o no ambulatório depois da sua alta do hospital, onde esteve internado porque tentou se matar na prisão onde cumpre pena. Ele já havia estado no CHSP antes por um longo período, quando fez sua reabilitação por ter ficado paraplégico com um tiro da polícia.

Não é a primeira vez que está preso por assalto. Mesmo na cadeira de rodas, não pensa em deixar o crime. É seu trabalho, chego a pensar. Assim como penso quando alguns dos pacientes presos por tráfico me respondem, quando lhes pergunto com que trabalham, que trabalham com vendas.

Robson já está melhor da depressão que o levou a tentar suicídio. Continuará tomando as medicações por algum tempo, e proponho trocar um dos remédios porque não é padronizado pela administração penitenciária e é muito caro.

"Não tem problema, doutora, pode deixar esse mesmo. Eu tenho muito dinheiro lá fora, minha mãe compra pra mim."

E de onde vem todo esse dinheiro, Robson? Sorrindo diante da minha ingenuidade, ele me confidencia que o dinheiro é dos assaltos que cometeu. E depois chega a gargalhar, dizendo que é claro que não vai me contar, quando lhe pergunto onde ele guarda todo esse dinheiro.

E continua: já comprei casa pra minha mãe, dois carros, minha mãe já comprou duas cadeiras de rodas pra mim.

"Pode deixar esse remédio, doutora. Pode escolher esse ou qualquer um."

Pensar como forma de suportar [ou de como convenço a mim mesma de que gosto de trabalhar no hospital penitenciário]

> *O "Tu não matarás" é a primeira palavra do rosto. Ora, é uma ordem. Há no aparecer do rosto um mandamento, como se algum senhor me falasse. Apesar de tudo, ao mesmo tempo o rosto de outrem está nu; é o pobre por quem posso tudo e a quem tudo devo.*
>
> Emmanuel Levinas

Damião, que morreu de câncer na prisão, disse que fez mal a si mesmo através dos seus crimes. Talvez não estivesse se referindo às consequências deles na sua vida, como a prisão. Talvez, meu otimismo me faz pensar, estivesse dizendo da responsabilidade para com o outro, do *dever tudo ao outro*, de que nos fala o filósofo Emmanuel Levinas, que ele, descumprindo, teve de arcar como mal a si mesmo. Estaria ele, então, possibilitado a enxergar o rosto no outro?

Matar alguém mata definitivamente a possibilidade de encontro? Ou a morte dessa possibilidade é anterior?

É o *dever tudo ao outro* que fala na voz de Steinhardt quando o monge se aproxima da culpa.* Não culpa pelo que se fez, pois

---

* Diz o monge romeno Nicolae Steinhardt, em *O diário da felicidade* (Trad. de Elpídio M. Dantas Fonseca. São Paulo: É Realizações, 2009), acerca da culpa: "O primeiro efeito do encarceramento, acentuado pelos sinos: o sentimento de culpa. Embora estejamos aqui por causa de algumas acusações fantasiosas, percebemos inteiramente uma culpabilidade geral: diante de nós mesmos, da vida, dos homens. Somos inocentes quanto às acusações que nos fazem, mas oh!, quão culpados quanto a todo o resto. Levamos nos ombros, nas costas, na alma, os pecados do mundo".

ela pode vir sem crime algum, e porque o crime não garante o sentimento de se sentir culpado, como nos mostra a história de Tomás, que matou várias pessoas e não se culpabiliza por isso. Uma culpa pelas impossibilidades e faltas de todas as pessoas, porque são o *outro*, e por isso cada gesto ou ação me cabe como responsabilidade através da humanidade do seu rosto.

A culpa por cada crime que o outro cometeu também, de certa forma, me pertence como possibilidade. Dentro da prisão e fora dela; a culpa por cada crime que quem está na prisão cometeu e não cometeu pertence também a quem não está preso. E vice-versa. Por isso a necessidade de se contar a história das pessoas que não somos nós.

Para que tenham rosto e para que sua culpa pertença à humanidade, o que não significa redenção dessa culpa.

No entanto, até de Tomás, aquele homem que não era capaz de sentir, aquele homem que não era capaz de enxergar no outro um rosto e já havia matado várias pessoas, se pode contar uma história. Talvez a história da liberdade impossível, que paradoxalmente poderia se constituir como a possibilidade da liberdade no momento em que se contasse.*

No início da minha pesquisa de mestrado, logo que comecei a trabalhar no CHSP, o que eu entendia por liberdade foi posto à prova diante da percepção de que algumas pessoas simplesmente se adaptam à prisão. Ficava admirada ao ver que, aos

---

* Hannah Arendt, para quem ação e liberdade estão completamente intrincadas, nos diz, em *A condição humana* (Trad. de Margaret Canovan. São Paulo: Forense Universitária, 2016), que "a principal característica dessa vida especificamente humana, cujo aparecimento e desaparecimento constituem eventos mundanos, é que ela, em si, é plena de eventos que posteriormente podem ser narrados como história e estabelecer uma biografia. [...] Pois a ação e o discurso [...] são realmente duas atividades cujo resultado final será sempre uma história suficientemente coerente para ser narrada, por mais acidentais ou aleatórios que sejam os eventos e as circunstâncias que os causaram".

poucos, as pessoas presas iam constituindo uma rotina, quase uma vida que se poderia chamar de "normal". A própria contagem dos dias para sair era parte dessa rotina, como um ritual, tornando suportável o que de início parecia impossível de aguentar, ao lado de outros pequenos detalhes que estruturavam dias tão iguais: um cigarro, a abertura e o fechamento da tranca, a conversa com os colegas, a relação com a carceragem.

O fato de as pessoas no CHSP, apesar de todas as dificuldades, apesar da doença que tenham vindo tratar, não estarem em constante desespero (um daqueles pensamentos dos quais só nos damos conta quando aparece diante de nós sua contraposição), me fez supor inicialmente que até mesmo presas as pessoas poderiam chegar perto de ser livres: acostumando-se à prisão. Damião nos mostra isso quando deixa passar seus dias na cela do seguro sem sofrer.

No entanto, eu estava equivocada.

Acostumar-se à prisão não é liberdade, mas o verdadeiro aprisionamento, no sentido de destruição da liberdade. É quando as pessoas se acostumam à prisão que perdem sua liberdade como capacidade de começar. Trata-se do automatismo, que nem de longe é exclusividade de quem vive encarcerado.

É a liberdade, como capacidade humana do começo, que dá ao ser humano a ocasião de escapar à inexorável ruína que nos equipara a todas as coisas e a tudo que existe que não é humano. É a liberdade o próprio elemento humano, através do qual se instaura o novo no mundo. Hannah Arendt fala bastante disso em *A condição humana* e em *Entre o passado e o futuro*.

É inevitável a pergunta acerca das consequências do encarceramento: se esse elemento humano é perdido na prisão, como se volta a ser gente? Não haveria outras maneiras de se proteger a sociedade de quem não cumpre suas leis, maneiras que, depois, pudessem devolver a mesma pessoa a ela, ou outro mais apropriado de si e não menos, como acontece na prisão?

A doença que poderia salvar

Continuei atendendo Donamingo, embora ela não me parecesse deprimida. Seu humor variava drasticamente conforme a presença ou a ausência de Zaki, conforme sua preocupação com ele. Toda a sua vida girava em torno disso, e eu achava que não poderia ser diferente.

Donamingo fora sentenciada a sete anos de prisão, o que torna mais difícil a progressão de regime ou a concessão de livramento condicional: tráfico de drogas, no Brasil, é equiparado aos crimes hediondos.

Quantas coisas acontecem em sete anos? Quantas coisas se pode fazer ou deixar de fazer? Como pensar no que era sua família ainda como família? Como fazer planos que não sejam cuidar de Zaki? E como planejar cuidar de Zaki, se em breve ele será entregue a um abrigo?

Donamingo passou a acreditar que estava doente. "Tenho HIV", dizia firme, sem tristeza, fiel ao seu destino, mesmo que o exame de sangue que já fizera apontasse que não. "Lá em Angola muita gente tem aids, muita gente morre de aids sem saber. Eu tenho. Eu sei."

Pediu que fosse realizado outro exame. Veio negativo, Donamingo. Olha aqui, está escrito. Negativo. Ela insiste. "Eu sei, eu sinto. Já me disseram que eu tenho. Eu tenho HIV, me dê remédio."

Outro exame foi pedido, de novo negativo. Contudo, ela não acreditava. Não havia como convencê-la de que não estivesse doente. Não havia como convencê-la de que não havia remédio. Não há remédio se não há doença.

Não, Donamingo. Não há remédio para essa sua história.

Onde não havia casa, Donamingo fez uma, lavando roupa, com a especificidade bonita e estranha dos seus sons. Entretanto, a culpa ainda não tinha como caber naquela casa impossível. Talvez, se tomasse emprestado um nome de doença, Donamingo teria o que fazer com ela. Era uma casa frágil, bem à beira da inexistência, uma casa que só se via com grande esforço e que estava a cada instante ameaçada de ruir.

Zaki já passara havia meses dos seis meses. A entrega se aproximava, e também o fim da vida de Donamingo com essa separação. Nós, da equipe de saúde, víamos não só o fim dela, mas o dele também. Apesar de estar se desenvolvendo muito melhor do que todos esperavam, ele ainda era muito frágil e dificilmente sobreviveria num abrigo, sem a mãe. Contudo, ela ainda teria anos de prisão a cumprir. E ele não poderia estar com ela na prisão. Nem deveria.

Recorrências

Depois de algum tempo, um, talvez dois anos escutando aquelas histórias, comecei a perceber elementos que se repetiam. Eu conseguia quase adivinhar o que viria depois naqueles relatos recorrentes, como se cada história, apesar de única, contivesse os mesmos ingredientes.

Por exemplo: a maioria das mulheres está presa por tráfico. Destas, a menor parte tinha de fato algum tipo de envolvimento com drogas: quase todas foram presas porque estavam com seus companheiros quando eles foram pegos pela polícia. Quando muito, também participavam do tráfico, mas muitas vezes por influência do companheiro. Então, quando pergunto se são casadas ou amasiadas, já sei que a resposta será sim, e que me dirão que o marido também está preso. Sinto uma estranha dor ao confirmar a cada vez que a fala daquelas mulheres coincide com o que antecipo.

Há também algumas mães presas porque os filhos escondiam drogas em casa. Ou porque tentaram levar drogas para os filhos presos. Essas, em sua maioria, nunca experimentaram qualquer tipo de droga.

Claro que há, também, aquelas cujo envolvimento com substâncias ilegais (infelizmente ilegais — não posso deixar de discordar com veemência da criminalização das drogas sendo testemunha das consequências disso no dia a dia) aconteceu sem nenhuma influência de nenhum companheiro, e há aquelas presas por outros motivos, como assalto, homicídio etc. São a minoria.

Meu jeito de indagar algumas coisas mudou ao longo do tempo. Se antes eu perguntava, por exemplo, se um paciente usava drogas, agora eu questiono direto quando foi que começou a usá-las: quase todos os presos usam ou usaram algum tipo de substância ilícita ao longo da vida. Eu diria que o número não está longe dos 100%.

O novo

> — *E belo porque com o novo*
> *Todo o velho contagia.*
>
> — *Belo porque corrompe*
> *com sangue novo a anemia.*
>
> — *Infecciona a miséria*
> *com vida nova e sadia.*
>
> — *Com oásis, o deserto,*
> *com ventos, a calmaria.*
>
> João Cabral de Melo Neto

É a presença das crianças que faz da ala das puérperas um espaço completamente diferente do resto do CHSP, a começar pelo tempo que ali transcorre. Não é o tempo da pena cumprida, vazio e morto, mas o tempo em que o recém-nascido se desenvolve e precisa ser cuidado. O tempo em que ele sustenta a cabeça, senta, sorri. Andar, não, porque o trânsito-amamentação não chega a tanto. É o tempo de dar banho, lavar suas roupas, cuidar da cela para que esteja limpa para abrigar um bebê.

É a ala mais barulhenta, e não só pelos barulhos que as crianças fazem. A comunicação entre as mães é muito mais dinâmica que entre quaisquer outros presos. Ali elas não são só presas, elas são mães que têm de cuidar dos filhos, apesar de o fim desse período estar previamente delimitado.

A hora da "entrega" é quase sempre temida. A perspectiva de não ter mais o filho por perto é penosa sob vários aspectos. Primeiro, pela distância abrupta que vai se instituir quando algum agente de segurança vier ao portão da ala e gritar pelo nome da mãe, sem que ela nada possa fazer exceto deixar seu filho aos cuidados de outra pessoa. Algumas mães se recusam a entregá-lo e vão de bonde para a unidade de origem com o filho, porém lá, segundo dizem que acontece, as condições para se cuidar do bebê são tão ruins que as mães sempre acabam entregando a criança. Segundo, porque o tempo voltará a ser o tempo morto da prisão, em que se perderá além disso a cada dia algo que se passou no desenvolvimento do filho. "Mas não é justo que eles fiquem aqui com a gente, neste lugar horrível", muitas mães dizem. Uma pergunta sem resposta: o melhor lugar para que um filho cresça é ao lado da mãe, ainda que na prisão?

O momento da entrega: algumas choram e todas as outras sentem a agonia que, mais dia, menos dia, será também a sua. "Eu não vou aguentar, prefiro morrer", escutei tantas vezes de mães que preveem o insuportável. Para outras, menos numerosas, não é tão difícil. Preferem entregar, ou porque creem que é mesmo injusto que o filho cresça na prisão cumprindo uma pena que não é dele — ainda que, fora dela, continuem a cumprir a pena de estar longe da mãe —, ou porque não desenvolveram em si a mãe que pudesse cuidar do filho ou até sentir falta dele. Ou por simples conformismo: assim é que tem de ser. Outras ainda sentirão não a falta do bebê, mas a do pai, que suspeitam que deixe de visitá-las assim que o filho já não esteja com elas, o que de fato não raras vezes acontece. Muitas outras nunca chegam a receber visita do pai do filho, por ele também estar preso, por já ter morrido ou porque simplesmente não apareceu.

Algumas mães a que atendi na ala das puérperas voltavam para consulta ambulatorial, trazidas da unidade prisional para a qual tinham sido transferidas quando o motivo da sua permanência na ala das puérperas, o filho, já não estava com elas. Passadas algumas semanas da entrega, tinham olheiras e um vazio nas mãos maior que o de quem não carregava o filho havia tão pouco tempo. Presas comuns, agora, sem nada que comprove a mutilação que acabaram de viver, sem nada aparente que explique aquela falta de jeito. Algumas seguem acompanhadas agudamente por aquela dor. Outras se empenham no trabalho para remição da pena e a perspectiva de poder ir mais rápido para perto do filho, parecendo assim se organizar diante do tempo vazio da prisão sobreposto ao tempo repentinamente privado de cuidar do seu bebê.

Na ala das puérperas, as mães se ajudam no cuidado com os filhos. Quando uma está no banho, a outra olha; se uma tem depressão grave, as outras assumem algumas tarefas ou acodem choros incoercíveis, do bebê ou da mãe.

Porém, há regras que vigoram paralelas a esse cuidado solidário. Uma hierarquia decide quem tem e quem não tem berço; ela vale mais que uma ordem médica para que a criança durma com o colchãozinho levantado por conta de refluxo, por exemplo. A quantidade de leite e fraldas também respeita essa hierarquia, cujo esquema de posições desconheço.

Donamingo, estrangeira, sem visita, sem pertences, ocupava uma posição muito baixa na hierarquia da ala. Também por isso para ela tudo era difícil, como sempre repetia. Era lavando a roupa de outros bebês e fazendo favores diversos que obtinha roupas. Um cansaço constante, mas esse seu cansaço era justamente sua força. Além da sobrevivência, era a entrada na hierarquia à qual ela não tinha como não pertencer.

O nascimento e a sobrevivência do filho de Donamingo me fazem pensar. Quando ele esteve no hospital, longe da mãe, ambos definhavam. Foi seu reencontro que os fortaleceu, o bebê para que vingasse e se tornasse uma criança viva e curiosa, a mãe para que sorrisse e aguentasse o pavilhão, a dureza, o desterro. Seu filho era também o que os ligava concretamente à sua terra; era a ele que Donamingo tinha de falar na língua dos seus antepassados e apresentar, através dela, o mundo do qual ele veio sem nunca ter chegado a conhecer.

Era por ele que Donamingo se sentia obrigada a ter saúde e tratar a doença que não havia. Priscilla, a terapeuta ocupacional que os acompanhava, numa das tantas conversas sobre aqueles pacientes com histórias tão reais quanto inverossímeis, revelou uma fala de Donamingo: "Quem vai contar a história pra ele?", ela se pergunta. "Eu preciso ficar bem pra contar pra ele a história; eu preciso ficar bem pra levar ele de volta. Não quero que ele seja escravo."

Para Donamingo, ser escravo era não ter a própria história. Sua vida tinha o sentido do cuidado do filho, não como uma cria, mas como um homem que, ao nascer em circunstâncias tão adversas, já era uma história iniciada, uma história cujo contar era sua tarefa como mãe, ela a única que poderia fazê-lo.

Lembro de João Cabral de Melo Neto, em *Morte e vida severina*:

E não há melhor resposta
que o espetáculo da vida:
vê-la desfiar seu fio,
que também se chama vida,
ver a fábrica que ela mesma,
teimosamente, se fabrica,
vê-la brotar como há pouco
em nova vida explodida;
mesmo quando é assim pequena
a explosão, como a ocorrida;
mesmo quando é uma explosão
como a de há pouco, franzina;
mesmo quando é a explosão
de uma vida severina.

Donamingo, querendo preservar a possibilidade de contar para o filho sua história, enfrenta o *mesmo* do poema. Mesmo que seja pequena e franzina, mesmo que a nova vida seja severina.

Ela não quer que ele seja escravo, mais um entre tantos, sem escolha, sem história própria. A possibilidade de contar para o filho sua história, já presente quando falava com ele na língua ancestral, era a maneira como Donamingo vivia, na prisão e no desterro, a liberdade. Ela transformava, assim, a vida do filho e a sua em vidas que não fossem severinas, de uma pobreza genérica. Enfrentava o *mesmo* da adversidade e o *mesmo* do igual, contra o qual cada um, mãe e filho, podiam ser eles próprios no mundo.

Tamanha era a força da história deles que alcançaram feitos improváveis: conseguiram a soltura da mãe para que o filho não fosse para um abrigo. A mãe Donamingo, e não qualquer pessoa que fizesse o papel de mãe, era absolutamente necessária ao filho, e por isso a lei cedeu. O milagre.

Cientes de que Zaki não sobreviveria num abrigo sem a mãe, as pessoas que os atendiam fizeram relatórios que explicavam essa circunstância para a Defensoria Pública. A defensora foi ao CHSP e saiu comovida da ala das puérperas depois de ter conhecido Zaki e Donamingo, sabendo que a lei dificultava que eles continuassem juntos. Contudo, ela conseguiu o improvável: que, apesar de tráfico ser equiparado a crime hediondo, diante da difícil sobrevivência de Zaki sem a mãe, fosse concedida excepcionalmente sua prisão domiciliar.* Donamingo continuaria com pendências na justiça, teoricamente ainda em pena, mas poderia ir para a rua, para a cidade de São Paulo, cuidar de Zaki e acompanhar seu tratamento. Ele foi encaminhado a um serviço especializado. Ambos foram para um abrigo, os dois juntos.

---

* A Lei nº 13257 (Marco Legal da Primeira Infância) institui que, em determinados casos, a prisão preventiva de mulheres que sejam mães ou cuidadoras de pessoas com deficiência possa ser convertida em prisão domiciliar. As Regras de Bangkok também determinam particularidades com relação à prisão de mulheres.

Chegou, então, o dia em que, na despedida, pareceu que a estada de Donamingo e seu filho no CHSP tivesse sido até boa. Ela chorava, abraçava, era abraçada, por sua saída e pela casa que havia construído, a despeito de tudo que lhe dizia não, ou não lhe dizia nada. Emocionou-se ao me dar tchau, esquecida da doença que acreditava ter, carregando o filho nos braços, que sorria, sem suspeitar que as cores que até então tinha visto eram em número bem menor que as existentes no mundo.

E tanta gente ficou de olhos marejados naquele momento.

As colegas também presas, as agentes de segurança, a terapeuta ocupacional, a psiquiatra, a pediatra, a secretária da saúde mental, a diretora clínica do hospital.

Donamingo, seu filho e sua força.

Depois

Se a história terminasse aqui, seria um final feliz. Era isso que achei que escreveria, organizando a dissertação do mestrado para que fosse publicada. Contudo, percebi que faltavam muitos elementos quando tentei esmiuçar a história de Donamingo e do seu filho Zaki.

Tentei inventar: já não havia um compromisso acadêmico com a verdade dos fatos. Talvez porque a história já fosse em si dramática, porém, as palavras soavam forçadas, eu não conseguia imaginar como seria a casa de Donamingo em Angola, e sabia muito pouco acerca de quem ela era antes. Percebi quão limitada era minha visão psiquiátrica da vida dela, talvez por uma falta minha, que não havia perguntado o suficiente, talvez por uma impossibilidade dela de falar. Não sei. Decidi tentar localizá-la para quem sabe ouvir dela mesma o que eu não havia conseguido inventar.

Pedi a Edna, assistente social que fora responsável pelo caso de Donamingo e Zaki, que tentasse descobrir onde ela estava. Na verdade, deixei um bilhete, Edna não estava na sala quando a procurei. Quando voltei à sala do serviço social, Edna havia acabado de ler meu bilhete e estava com o telefone na mão, discando, como se há tempos estivesse esperando uma oportunidade de falar com Donamingo.

Telefonou para o abrigo onde sabia que eles estavam alguns meses atrás, eu ali, escutando só um lado da conversa. "A Donamingo. Não? Ela não está mais no abrigo? Ah."

Mas ela está aí na sua frente porque foi visitar? Nossa.

"A dra. Natalia queria falar com ela. Ela tem telefone? Celular? Sim, me passa, por favor."

Quero falar com ela, Edna, pergunta se eu posso.

Senti meu pulso acelerado na garganta. Peguei o telefone, Donamingo do outro lado, aquela mesma voz, carregada de sotaque, mas parecia ser uma voz que sorria. O Zaki está bem! Que ótimo! Donamingo, eu queria conversar com você. Lembra aquela pesquisa que eu fiz, de que você participou? Queria saber mais coisas, conversar mais.

Sim... Podemos nos encontrar? Que bom, eu te telefono no seu celular para a gente combinar. Ótimo. Muito obrigada, Donamingo.

A nova casa

Passadas duas semanas, combinamos de nos encontrar na estação de metrô República, perto de onde ela está morando. Ela atrasa.

É sábado de manhã. Sento-me num canto da estação, ao lado de pessoas que carregam o celular nas tomadas disponíveis. Nunca havia reparado nisso.

Observo cada um que entra, imaginando como estará Donamingo. Há meses não nos vemos. Nunca encontrei do lado de fora alguém que atendi dentro do CHSP. Ela demora. Cada voz de criança atrai meu olhar, será Zaki? Ligo de novo, já faz meia hora que ela disse que estaria chegando. A cada ligação, temo que ela não irá atender.

No entanto, ela sempre atende. "Eu vou te ajudar, vocês me ajudaram muito", ela me dissera do outro lado do telefone.

Já estou de pé, andando para lá e para cá. Ligo mais uma vez. "Está na estação, Donamingo? Onde? Você está me vendo?" Desligo o telefone, procuro em volta. Vejo-a se aproximar, sozinha, sorriso aberto, o dente que falta evidente à medida que ela chega perto. Cabelo arrumado, alisado, calça justa de couro, blusa decotada colada no corpo magro e forte. Tão diferente de quando vestia a calça bege e a camiseta branca do hospital-prisão.

Nós duas nos abraçamos, desajeitadas. Também é a primeira vez que ela me vê sem avental. Maquiagem forte, sombra, rímel e lápis, os brincos grandes brilhando na luz da manhã de sábado quando saímos da estação no centro da cidade.

Ela está diferente, não só pela roupa. Anda à vontade pelas ruas, é cumprimentada por outras pessoas, quase todas com sotaque como o dela. Nunca havia reparado no número de imigrantes angolanos no centro.

Caminhamos, ela vai me dizendo que Zaki está muito bem, começou a escolinha da APAE aquela semana. "Agora está com uma amiga, quer ir lá ver ele?" Quero sim, Donamingo, vamos. Continuamos lado a lado, ela muito mais à vontade que eu nas ruas do centro, me indicando o caminho. Chegamos a um prédio bem perto do Teatro Municipal, um prédio ocupado. Na entrada, cartazes, o Che Guevara pintado, desenhos, palavras de ordem. Lá dentro também: tudo grafitado, cartazes avisando de horários, de água faltando, de contribuição e doação de roupa.

Ela faz questão que a gente suba de elevador, mesmo que só até o primeiro andar. "Estou aqui ainda nesse andar porque cheguei faz pouco tempo, vou esperar vaga mais em cima, é melhor, são casas separadas." O elevador se abre num salão pequeno que dá para outro maior, ambos com desenhos e escritos e colagens nas paredes. Tudo compartimentado por divisórias como as das salas de atendimento do hospital, que vão até antes do teto e permitem uma intimidade apenas visual — sonora, não.

A casa dela fica num recinto pequeno, uma porta com um buraco por onde passa uma corrente com um cadeado aberto. "Aqui não precisa trancar, tem câmera", ela aponta num canto do teto.

Ela entra antes, eu, atrás. Zaki vem correndo até a mãe; sorrindo, abraça suas pernas. Donamingo me apresenta a ele, "lembra dela, Zaki?". Pego-o no colo, ele vem. Está com dois anos. "Ele está ótimo, só o pé que é um pouco caído, mas ele anda bem. Fala bem o português."

Tento falar com ele, que não responde. "Está com vergonha, né?" Abraço-o no meu colo, comparando aquela leveza com o peso do meu filho, alguns anos mais velho.

Mas ele parece mais alto que dois anos, né, Donamingo?
"O pai dele é muito alto, Natalia."

Apresento-me às outras duas mulheres que estão ali também. "Ela é do Congo, ela ali de Angola", Donamingo diz. "Ela eu conheço da PFC, ela daqui da rua." Uma está sentada na cama, outra no colchão no chão. Em volta, uma geladeira velha, malas quase fechadas com roupa saindo pelo pedacinho aberto, um fogão antigo com panelas em cima. Donamingo me mostra a mochila de Zaki, "ele começou a ir na escola e mandam caderno com anotação". Eu folheio o caderno, com anotações não muito diferentes das do caderno da escola de educação infantil do meu filho. Zaki hoje fez xixi e não tinha outra calça para vestir. Hoje ele ficou bem. Et cetera.

Ele está inquieto, mexe nas panelas, Donamingo fica brava e briga. Eu me incomodo. Talvez eu esperasse uma criança calma, que não desse nenhum trabalho, como se agradecesse o tempo todo pelo fato de estar viva. Talvez eu esperasse uma mãe compreensiva, sempre amorosa, como se isso fosse possível, como se eu pudesse ser assim com meu filho.

"Vamos num lugar conversar, Natalia?" Vamos. Zaki chora, não quer que a mãe saia. Ela o acalma dando-lhe na mão um pacote aberto de bolacha recheada.

Voltamos para a rua, andamos até uma galeria ali perto.

Ofereço um lanche a Donamingo. Ela quer pão com queijo, café com leite e suco. Peço um café. Escolhemos uma mesinha meio afastada das outras todas ocupadas.

Donamingo, quero escrever sua história. Posso?

Ninguém vai precisar saber que você é você. Você pode escolher outro nome. Sua história e a do Zaki. Ela pensa, olha para cima, procurando nomes na memória.

"Donamingo. Quero me chamar Donamingo."

Está menos desconfiada do que costumava ser no CHSP. Aliás, não está nada desconfiada. Nem fala de aids. "Eu vou te ajudar, vocês me ajudaram muito, vocês foram boas comigo, eu vou ser boa com você", repete sem hesitar.

— Mas hoje não quero falar. Hoje vou trabalhar — ela diz.

— O que você está fazendo, Donamingo?

— Eu tranço cabelo. Aqui é muito bom. Se tivesse trabalho, seria muito bom. Agora que o Zaki começou a escola, eu posso começar a procurar trabalho.

— Donamingo, você pensa em voltar pra Angola?

— Não, Natalia. Lá não tem tratamento pro Zaki. Aqui tem roupa e comida de doação. Lá, não tem ajuda nenhuma.

— Você falou com o pai do Zaki, falou com sua filha? Como eles estão?

Ela se entristece.

— Estão bem. Minha filha está hoje com catorze anos. Está com a tia. Ele me abandonou. Ele não manda dinheiro. Me abandonou.

Ela me conta como se conheceram: a festa, a foto na rua, ele passando com um amigo e optando por ficar.

— Ele era alto, bonito. Ficamos juntos dez anos. Um amor que terminou.

Ela dá um gole no café com leite. Eu dou um gole no café.

Toca o telefone. Ela fala numa língua que não entendo, parecida com os sons estranhos que fazia para Zaki no CHSP. Sua língua. "Preciso ir", ela me diz ao desligar. "Tem trabalho pra mim. Preciso aproveitar que minhas amigas estão com o Zaki."

Ela pega na sua pequena bolsa uma foto três por quatro do filho. Está colada a outra, ela tenta descolar. Eu a ajudo. "Você dá essa foto pra Edna?" Claro, Donamingo.

Levantamos, caminhamos lado a lado até a porta da galeria, nos despedimos. "Me telefona, no outro dia eu conto minha história. Hoje não quero, hoje não posso." Sim. Ando para a direção oposta à dela, fazendo o caminho de volta até o metrô. Olho para trás, já não a vejo.

Fim

Quando combino de encontrar Donamingo pela segunda vez, levo uma mala com algumas roupas que ficaram pequenas para meu filho, alguns brinquedos e uma bicicleta que já não lhe serve. Eu havia hesitado em levar essas coisas, não queria que parecesse uma troca por ela falar. Não sei se pareceu, mas Zaki iria gostar mesmo assim.

Ligo algumas vezes, ela não atende. Será que vai sumir? Essa pergunta sempre me vem como um eco do toque do telefone chamando, mas ela sempre atende. Daquela vez, não atendeu.

Vou mesmo assim na hora marcada. Chegando à estação República, ligo de novo. Ela atende. Peço que ela venha me encontrar para me ajudar a levar algumas coisas, diferente do nosso combinado, que era eu ir até onde ela morava.

Depois de uns quinze minutos, avisto-a andando na estação de metrô ao lado de um homem, que se afasta conforme ela se aproxima de mim. Acho que ele atravessa a catraca, não o vejo mais. Ela está com um vestido preto que precisa puxar para baixo o tempo todo. Maquiagem, brincos brilhantes, strass no vestido. De novo, é sábado de manhã. Ela vai levando a mala de rodinhas, eu, a bicicleta. "O Zaki vai amar! Mas vamos conversar antes."

Sentamos na mesma galeria. Ela pede pão e café. Eu tomo uma água, já tomei muito café hoje. Eu pergunto. Ela me diz da casa na favela, de tijolo. Conta da filha. De Guilen. Da avó, dos bolinhos que vendia. Entre um e outro gole de café, entre uma e outra mordida no pão.

Emociona-se em alguns momentos, poucos. Menos do que eu imaginaria. Eu me pergunto se ela me fala a verdade. Eu me pergunto se eu falaria. Tento encontrar brechas para fazer perguntas de resposta difícil, tento encontrar entre nós um caminho por onde transitem perguntas e respostas, mas as impressões que suas respostas e que minhas próprias perguntas causam ocupam espaço demais, formam barreiras ubíquas por onde as palavras não passam e os olhares então se apoiam, procurando o chão. Somos estranhas. Conta da viagem ao Brasil, da despedida. Dos dias na sala da Polícia Federal no aeroporto, com fome, chorando. Da descoberta de estar grávida. Conta um pouco da PFC. Da espera quando Zaki estava internado na incubadora de um hospital, longe dela.

"Ainda faltam dois anos de pena. Aí eu posso voltar, mas vou ficar aqui. Meu filho é brasileiro."

Epílogo

No período entre a defesa do meu mestrado e a escrita desta (grande) variação dele, a gestão do CHSP passou da Irmandade da Santa Casa da Misericórdia para a Fundação ABC.

O hospital foi reformado. Muita gente saiu, outros entraram.

Antes disso, foi extinta a ala das puérperas. Elas foram transferidas para outra unidade, com ou sem o filho. Às vezes, atendo uma ou outra no ambulatório. Algumas devastadas pela distância do bebê, outras sem nenhuma marca recente dele além do registro no prontuário. Algumas não voltaram: ou se recusaram a vir ao CHSP para atendimento ou foram soltas.

Continuo atendendo gente com histórias tristes, gente com histórias incríveis, gente que morre no hospital. Alguns estão lá desde a época de Donamingo.

Espero que ela nunca precise voltar ao CHSP.

Posfácio a esta edição

Alguns meses antes da publicação deste livro, em fevereiro de 2017, convidei Donamingo e Zaki para almoçar. Fomos a um restaurante de comida camaronesa no centro de São Paulo, ela e seu filho, eu e meu filho mais velho — pelas minhas contas, eu estava grávida do segundo — e meu companheiro. Depois de comermos, lhe estendi o calhamaço de folhas do original, mas Donamingo preferiu que eu lesse em voz alta alguns trechos em que ela aparecia. Eu queria saber como ela se sentia em relação ao texto, como se sentia em relação a ter sido transformada em personagem de um livro, mesmo que fosse um livro de não ficção — ou justamente por isso.

Ela gostava: Donamingo ouvia, sorria, assentia com a cabeça, dizia que era assim, era isso mesmo. Nem naquele momento eu descobri o que só vim a saber mais tarde: Donamingo não sabia ler.

Já perto do lançamento de *Desterros*, liguei para ela mais uma vez para convidá-la para o evento, quem sabe até para uma participação. O número que eu tinha caía direto numa mensagem de telefone inexistente: eu já não conseguia contatá-la, o receio contínuo de que ela de repente sumisse se concretizou. Detalhei num artigo publicado no periódico *Aracê: Direitos Humanos em Revista** a saga para encontrá-la de novo: pedi

---

* "O caminho de volta para um lugar que não existe: Relato de caso de uma mãe em regime aberto". *Aracê: Direitos Humanos em Revista*, v. 5, n. 6, out. 2018.

a Edna que ligasse mais uma vez para o abrigo, voltei à ocupação onde ela morava, perguntei a várias das suas conterrâneas que trançavam cabelos nas galerias do centro de São Paulo, nada de Donamingo.

Edna, ainda tentando contatá-la, pesquisou via judiciário sua situação processual. Donamingo estava cumprindo pena em regime aberto e, segundo o artigo 36 do Código Penal e a Lei de Execução Penal, ela precisava periodicamente comparecer a um estabelecimento específico para dar satisfações, o que significava informar e justificar suas atividades, "declarar trabalho honesto" — confirmação da engessada falta de perspectiva. Pois se nem o próprio Estado até há pouco tempo aceitava para serem funcionários públicos egressos do sistema penitenciário, exigindo atestado de antecedentes criminais como requisito para contratação,* quem empregará pessoas que cumpriram pena — e pior, que ainda estão cumprindo? Restam os bicos, os empregos informais, os ilegais não declarados, a perpétua e progressiva precarização do trabalho e da vida de uma pessoa. De muitas pessoas: de egressos negros — a maioria no sistema carcerário, uma maioria retroalimentada pelo racismo antinegro que azeita as engrenagens moedoras da "justiça" —, imigrantes, mulheres, e também seus filhos.

O levantamento do Departamento Penitenciário Nacional Infopen de 2018 mapeou que a população feminina encarcerada aumentou 656% entre 2000 e 2016 (para se ter uma dimensão do absurdo desse número, no mesmo período a população masculina cresceu 293%). Não há dados precisos que determinem quantas dessas mulheres são mães, porque, de acordo com o Relatório #MulhereSemPrisão, do Instituto Terra, Trabalho e

---

* O STF decidiu, em 2023, que condenados têm direito a serem nomeados em concurso público, "desde que não haja relação entre o crime cometido e a função a ser exercida, nem conflito de horários entre a jornada de trabalho e o regime de cumprimento da pena".

Cidadania (ITTC), essa informação costuma ser invisibilizada nos autos dos processos e é de difícil acesso nas estatísticas oficiais. O relatório estima que pelo menos metade das mulheres encarceradas é mãe e, embora o Marco Legal da Primeira Infância de 2016 garanta prisão domiciliar para boa parte delas, isso ainda está longe de acontecer.

Quando acontece — como no caso de Donamingo —, surgem novas dificuldades. Edna descobriu, na consulta aos processos, que ela estava prestes a perder o benefício da prisão domiciliar e ter sua reclusão decretada de novo. Alguém lhe disse que já estava liberada da necessidade de comparecer ao estabelecimento prisional para prestar contas da sua vida (foi o que contou, sem muitos detalhes); ela acreditou — e foi só ao tomar conhecimento desses fatos, da continuação do final supostamente feliz do livro, que descobri que Donamingo era analfabeta.

Na semana seguinte, Edna me procurou assim que cheguei ao CHSP: tinha conseguido o telefone de Donamingo, insistindo no abrigo, que lhe forneceu outro número. Edna ligou, ela atendeu, e foi nossa intervenção casual, motivada pelos desdobramentos deste livro, que evitou que fosse presa de novo.

Isso tudo se passou há mais de seis anos, e é tão inverossímil que custo, hoje, a acreditar que seja verdade, embora seja. Este não é um livro de ficção.

Escrevi no artigo da revista *Aracê* sobre meu alívio ao ver que a situação se resolveu a tempo. Um alívio cheio de questionamentos: e se eu não a tivesse procurado? E todas as pessoas que passam por situações semelhantes, todos os imigrantes que, mesmo antes, já nos primeiros contatos com o judiciário brasileiro, não têm garantido seu direito a intérprete para que consigam minimamente entender o que está sendo perguntado, do que dependerá posteriormente sua soltura ou sua condenação? E as tantas mães a quem ainda não é concedido o benefício ao qual ela e seus filhos têm direito, o de estarem perto um do outro?

Quanto mais precária a situação, mais precária ainda ela tem chance de continuar se tornando, um encadeamento de ilegalidades e injustiças cruel, perpetrado pelo Estado. As práticas penais, já dizia Foucault, são mais um capítulo da anatomia política do que uma consequência das teorias jurídicas.*

Já faz quase cinco anos, desde o início de 2020, que estou distante do mundo penitenciário. Distante das histórias que apresentei aqui, mas das quais me lembro com a nitidez de um espelho polido. Entre avanços ínfimos, conquistados com esforços hercúleos de muita gente, e o vigor monstruoso do retrocesso, o sistema penitenciário brasileiro segue ecoando porões de navios antigos, segue mostrando o pior de si e apontando para o pior de nós.

Não consegui mais fazer contato com Donamingo. Há alguns anos ela não atualiza a rede social que era um dos nossos meios de comunicação. Nenhum dos seus telefones existe mais. Só posso torcer para que ela e Zaki estejam bem.

---

* Michel Foucault, *Vigiar e punir: Nascimento da prisão*. Trad. de Raquel Ramalhete. Petrópolis: Vozes, 1977, p. 30.

© Natalia Timerman, 2025

Todos os direitos desta edição reservados à Todavia.

Grafia atualizada segundo o Acordo Ortográfico da Língua Portuguesa de 1990, que entrou em vigor no Brasil em 2009.

Por questões éticas, os nomes dos personagens e alguns detalhes das histórias retratadas aqui foram modificados para não serem reconhecíveis.

capa
Julia Masagão
obra de capa
Carlos Pertuis/ Museu de Imagens do Inconsciente
preparação
Silvia Massimini Felix
leitura jurídica
Bruno Salles Ribeiro
revisão
Jane Pessoa
Karina Okamoto

Dados Internacionais de Catalogação na Publicação (CIP)

Timerman, Natalia (1981-)
Desterros : Histórias de um hospital-prisão / Natalia Timerman. — 1. ed. — São Paulo : Todavia, 2025.

ISBN 978-65-5692-811-1

1. Literatura brasileira. 2. Ensaio. 3. Direito. 4. Cidadania. 5. Justiça. I. Título.

CDD B869.4

Índice para catálogo sistemático:
1. Literatura brasileira : Ensaio B869.4

Bruna Heller — Bibliotecária — CRB 10/2348

todavia
Rua Luís Anhaia, 44
05433.020 São Paulo SP
T. 55 11. 3094 0500
www.todavialivros.com.br

fonte
Register*
papel
Pólen natural 80 g/m²
impressão
Geográfica

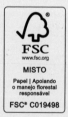